Nadja Dörner

Stabile **Mitte**

Rektusdiastase heilen, Beckenboden stärken

Effektive Übungen für zu Hause

herbig

Inhalt

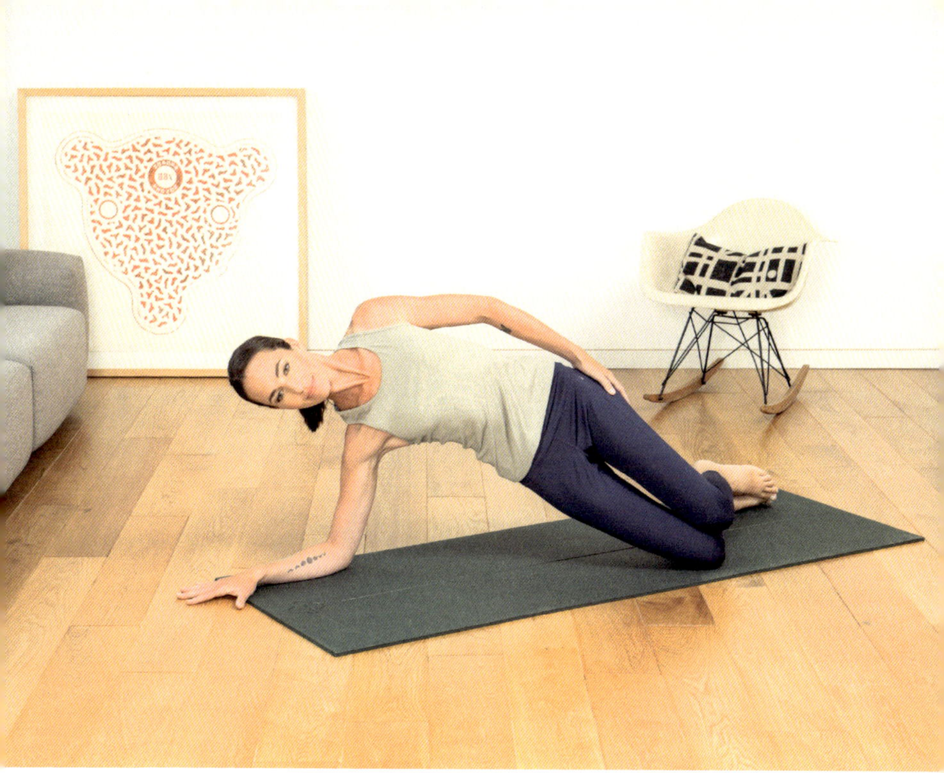

Einleitung

Wenn der Babybauch nicht verschwinden will

Ihr Bauch wölbt sich vor? Er ist weich? Sie fühlen sich in Ihrer Körpermitte instabil? Sie haben Rücken- und Beckenbodenbeschwerden? Sätze wie: „Herzlichen Glückwunsch, ist da wieder was unterwegs?" oder „Dann nimm halt mal ein paar Kilo ab!" und „Du musst eben Bauchübungen machen ..." hängen Ihnen zum Hals raus?

Dann ist dieses Buch genau das richtige für Sie!

Sie sind schwanger oder hatten nach einer Schwangerschaft bereits Probleme mit einer Rektusdiastase und möchten präventiv etwas für Ihre Mitte tun? Auch dann haben Sie sich mit diesem Buch richtig entschieden, denn mit diesem Training können Sie auch während der Schwangerschaft Ihre Mitte stärken und damit Ihre Muskeln nach der Geburt wieder schneller in den ursprünglichen und anatomisch korrekten Zustand bringen.

Und selbst, wenn Sie sich bereits zu einer Operation Ihrer Bauchspalte entschieden haben, kann dieses Buch der perfekte Begleiter bei der Vor- und Nachbereitung Ihrer Operation sein. Denn auch vor und nach einer Operation ist es unumgänglich, Ihre Core-Muskulatur zu stärken.

Viele Frauen sind ratlos, da sie ja schon ihren Bauch trainieren und der Spalt dennoch nicht verschwinden will. Jedoch ist es oftmals das falsche Bauchtraining. Nur richtiges und angepasstes Bauchtraining ist effektiv und sinnvoll, um eine Rektusdiastase zu behandeln. Es geht hierbei um die

Fallbeispiel **Lisa**

„Als ich mit Nadjas Programm startete, war die Geburt meines Sohnes bereits 2 Jahre her und meine Rektusdiastase wurde mit 4 Fingern Breite gemessen. Ich fühlte mich instabil und war unzufrieden mit dem Aussehen meiner Mitte. Gerne hätte ich auch wieder mit Sportübungen angefangen, traute mich aufgrund der offenen Rektusdiastase aber nicht. Ich hatte bereits verschiedene andere Methoden und Kurse zur Heilung ausprobiert, aber keins der Angebote führte zu einer wirklichen Verbesserung. Mit Nadjas Programm hingegen sah und spürte ich bereits nach 14 Tagen Fortschritte! Die Übungen bauen aufeinander auf und halfen mir im Alltag ein besseres Körpergefühl zu bekommen. Die Rektusdiastase schloss sich quasi nebenbei innerhalb weniger Monate auf weniger als einen Finger Breite. Inzwischen ist es ein Jahr her, ich bin noch immer sehr zufrieden mit dem Ergebnis und meine Spalte ist weiterhin geschlossen und stabil."

Lisa

Tiefenmuskulatur und die Aktivierung des stabilisierenden Muskelkorsetts, verbunden mit der richtigen Atmung.

Gar nicht so einfach, aber machbar. Denn egal, wie lange die Geburten her sind oder ob man überhaupt Kinder geboren hat, man kann immer etwas tun.

Was Sie sich von diesem Buch erhoffen können

Ziel meines Buches ist es, Ihnen Basis-Wissen zum Thema Rektusdiastase verständlich und einfach zu erklären und Ihnen Übungen zu zeigen, die sie eigenständig zu Hause durchführen können.

Die Rektusdiastase ist leider ein Nischenthema und viele Frauen leiden über viele Jahre darunter, ohne es zu wissen. Wenn sie dann doch endlich eine Diagnose für ihr jahrelanges Problem erhalten, entweder durch Eigenrecherche oder durch die Diagnose einer Ärztin, Therapeutin oder der Hebamme, dann fühlen sie sich mit diesem Problem oftmals weiterhin ziemlich alleingelassen. Es gibt wenige Fachleute, die sich wirklich gut mit diesem Thema auskennen und professionelle Hilfe leisten können. Oft kommen Frauen zu mir, die jahrelang leider genau die falschen Übungen gemacht haben, weil sie falsch beraten wurden oder im Internet unvollständig recherchiert haben.

Mit diesem Buch möchte ich ein Tabu brechen. Ich möchte aufklären und den Frauen einen guten Begleiter an die Hand geben. In diesem Buch erfahren Sie alles über die Entstehung einer Rektusdiastase, die Selbstdiagnose und eine gezielte Eigen-Therapie.

Rektusdiastase schließen, aber richtig

Um eine Rektusdiastase erfolgreich und dauerhaft zu schließen, bedarf es einer ganzheitlichen Therapie.
Diese besteht aus folgenden Schritten:

1. Wissen, Verstehen und Wahrnehmen
2. Atmung
3. Übungen
4. Ernährung
5. Alltagsverhalten
6. Handgriff nach Heller
7. Tapen
8. Erhalten

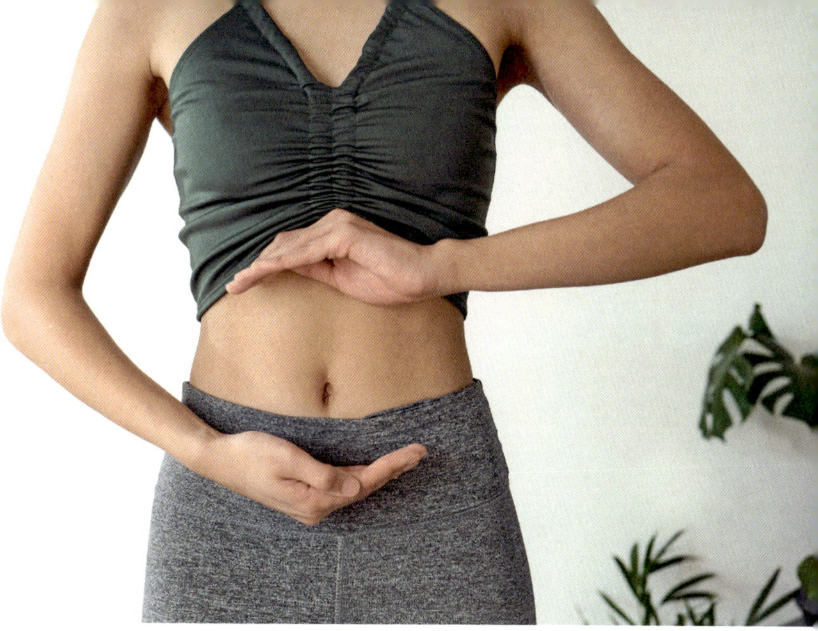

Eine stabile Mitte ist die Basis für all unsere Bewegungen.

Denn um einer Rektusdiastase den Kampf anzusagen, bedarf es mehr als nur des täglichen Trainings: Auch das Alltagsverhalten sollte unter die Lupe genommen und angepasst werden. Die Ernährung wird hierbei leider häufig unterschätzt, dabei spielt auch sie eine wichtige Rolle.

Werden alle Punkte mit in die Therapie einbezogen, kann sich ein sichtbarer und spürbarer Erfolg einstellen, der auch langfristig erhalten bleibt.

Die Krönung der Therapie ist der Handgriff nach Heller und das dazugehörige Tapen der Bauchspalte. Hierzu werden Sie in diesem Buch ebenfalls Informationen finden. Der Handgriff kann jedoch nur von einer dafür ausgebildeten Therapeutin oder Hebamme durchgeführt werden. Auf eine Liste dieser Therapeutinnen werde ich noch an entsprechender Stelle verweisen.

Und dann, ganz zum Schluss, wenn Sie ihr Ziel erreicht haben, geht es an die Erhaltung dieses Zustandes.

Was dieses Buch nicht ist

Dieses Buch ist kein „Bauch-weg-Versprechen“, denn: Ein Bauch, der sich vorwölbt und nicht verschwindet, hat nicht automatisch eine Rektusdiastase. Und eine Rektusdiastase erkennt man auch nicht unbedingt an einem Bauch, der sich vorwölbt.

Ein Bauch, der sich wölbt und weich ist, kann eine Rektusdiastase haben. Hat er keine und weist diese Eigenschaften auf, benötigt er trotzdem

Der Seitstütz trainiert die Core-Muskulatur, zu der die Bauch-, Rücken-, Becken- und Wirbelsäulenmuskulatur zählen.

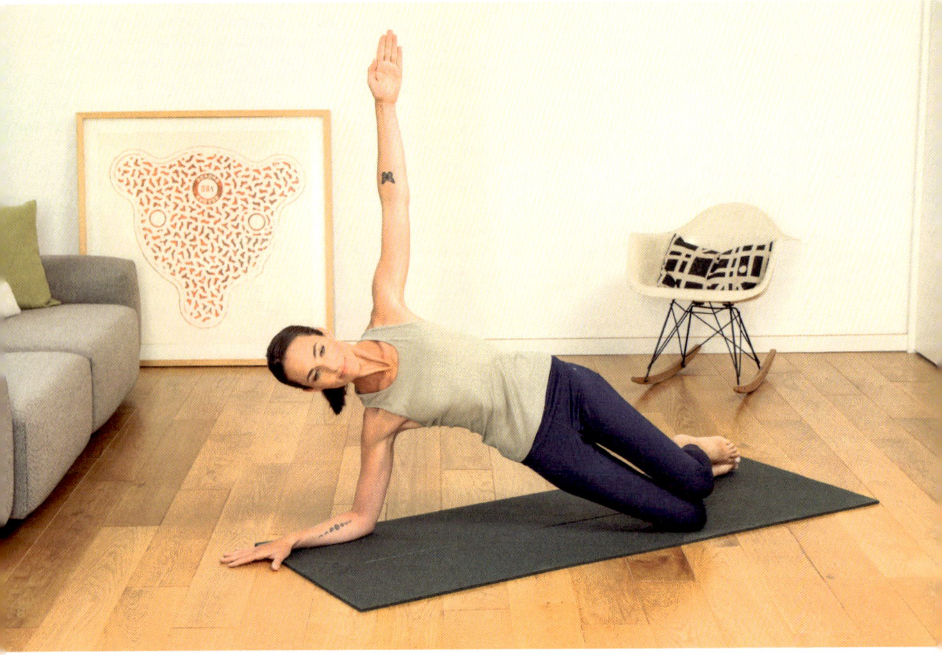

genau diese Übungen, um die Bauchmuskeln wieder zu stärken. Manche Lücken werden sich nicht vollständig schließen, doch der Körper wird durch diese Übungen trotzdem wieder funktionell hergestellt werden. Denn auch wenn sich die Lücke nicht komplett schließt, kann die Rumpfkapsel trotzdem voll funktionsfähig sein.

Eine geschlossene Rektusdiastase führt nicht automatisch zu einer guten Grundstabilität. Bei manchen wird sich die Bauchspalte zwar schließen, der Bauch wird optisch trotzdem nicht mehr der alte werden.

Der Körper eines jeden Menschen ist unterschiedlich und so erfordert es auch die individuelle Vorgehensweise bei der Behandlung einer Rektusdiastase. Viele Faktoren spielen eine Rolle und gerade deswegen versuche ich für Sie in diesem Buch das Thema vereinfacht und übersichtlich darzustellen. Es soll Ihnen eine Hilfe zur Selbsthilfe bieten, kann jedoch selbstverständlich nicht vollständig eine Einzeltherapie oder einen Kurs ersetzen.

Einige von Ihnen werden einen schnellen Fortschritt spüren. Andere werden erst einmal ein paar Wochen ohne großen Fortschritt trainieren. Und irgendwann kommt in beiden Fällen, wie auch bei einer Diät, die Plateauphase, in der es einfach nicht weiter vorangeht. Dann heißt es dranbleiben! Und das wird die schwierigste Herausforderung. Genau wie bei einer Diät.

Zu hohe Ziele in zu kurzer Zeit sind nicht umsetzbar, da dadurch Druck entsteht, welcher verhindert, dass Sie die notwendige Körperwahrnehmung und Muskelaktivierung erzielen. Seien Sie geduldig mit sich und Ihrem Körper.

Wie Sie mit diesem Buch arbeiten

Lesen Sie das Buch einmal komplett durch. Viele wichtige Informationen erhalten Sie im Laufe dieses Buches. Die Zusammenhänge können Sie besser verstehen, wenn Sie sich vor Beginn Ihrer Therapie und dem Start der Übungen einen gesamten Überblick verschafft haben.

Woher kommt die **Spalte in meinem Bauch?**

Als Partythema wird sich die Rektusdiastase wohl auch zukünftig kaum durchsetzen. Das muss ja auch nicht sein, aber ein bisschen mehr Wissen tut schon not. Denn ich bin immer wieder erstaunt, wie wenig selbst stark betroffene Frauen ihren eigenen Körper kennen. Deshalb klären wir hier einige wichtige Grundlagen zur Rektusdiastase: Was ist das eigentlich? Wie entsteht sie? Wie wirkt sie sich aus? Und was kann ich vorbeugend tun?

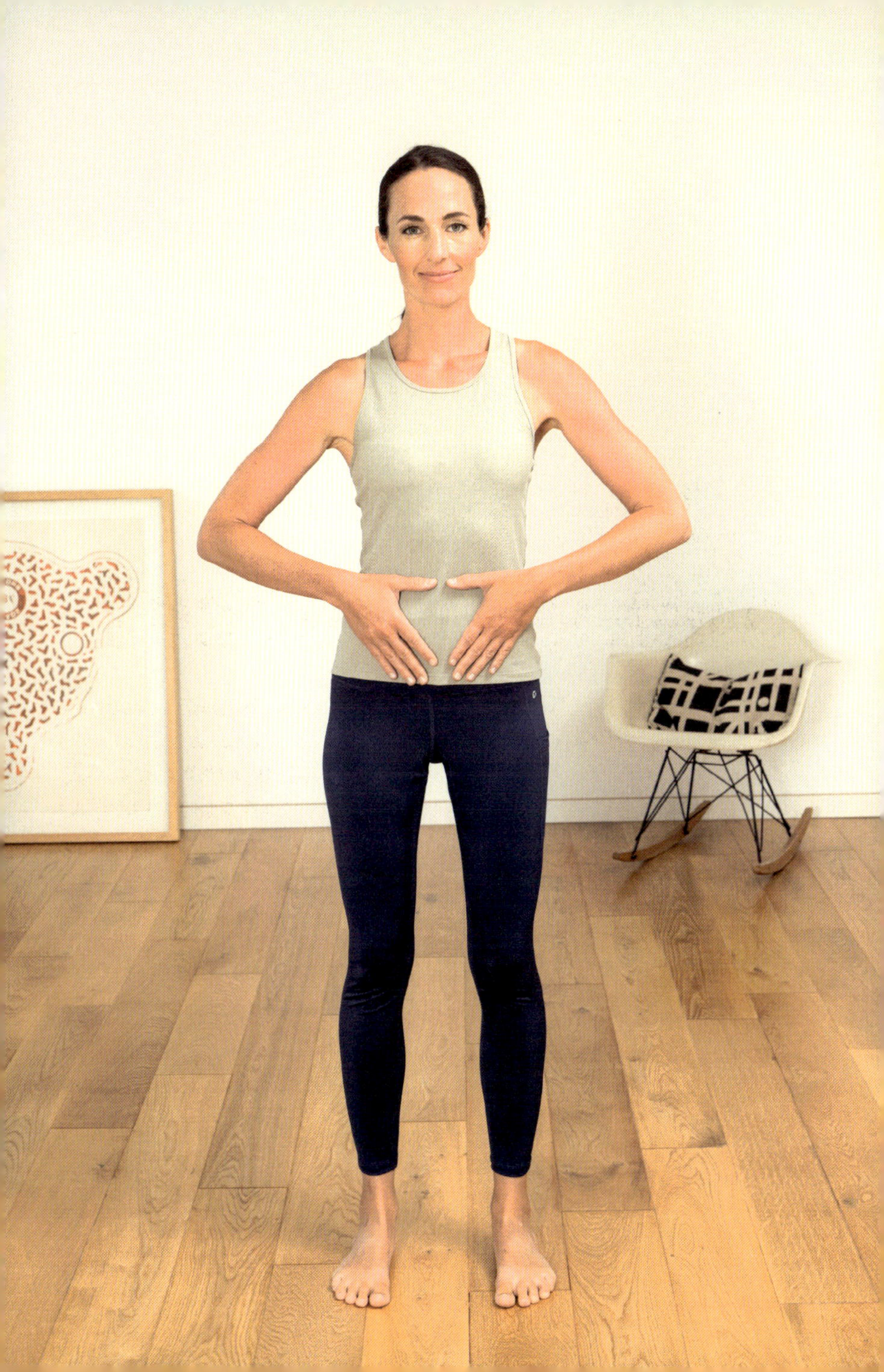

Was ist eine **Rektusdiastase?**

Als Rektusdiastase wird das Auseinanderstehen der geraden Bauchmuskeln *(Musculus rectus abdominis)* im Bereich der sogenannten Linea alba bezeichnet. Die Linea Alba ist eine Struktur, die sich zwischen den geraden Bauchmuskeln befindet. Sie reicht über die ganze Länge vom Schwertfortsatz am Brustkorb bis hin zur Symphyse. Bei einer Rektusdiastase weichen die rechten und linken Bauchmuskeln aufgrund einer Bauchwandschwäche auseinander. Vereinfacht gesagt, ist in der Mitte ein Spalt entstanden. Die Bauchmuskeln selbst haben sich nicht geteilt, vielmehr ist der Abstand zwischen ihnen einfach nur größer geworden. Der entstehende Spalt kann unterschiedlich breit und tief sein.

Die Linea alba, ein senkrechter straffer Bindegewebsstreifen (eine Faszie), in der sich Kollagenfasern kreuzen, ist ca. 30 cm lang. Sie hält diese beiden geraden Bauchmuskeln unter Spannung zusammen. Da der rechte und der linke Bauchmuskel nicht zusammengewachsen sind, hat folglich jeder Mensch eine Spalte zwischen diesen Muskeln. Es kommt jedoch darauf an, wie groß und tief die Spalte ist und ob sie zu Problemen führt. Nicht jede Rektusdiastase macht Probleme. Da jedoch in den allermeisten Fällen weitere Muskelpartner betroffen sind, sind die Auswirkungen oft weitreichend. Daher sollte aus meiner Sicht auch an einer kleinen Spalte gearbeitet werden, denn jegliche Instabilität der Bauchdecke kann unerwünschte Auswirkungen haben.

Bei einer Rektusdiastase ist die Faszie Linea alba durch das Auseinanderweichen der Bauchmuskeln ausgedünnt und um die Diastase zu heilen, darf sie nicht weiter belastet, sondern muss vielmehr geschützt werden.

Der Spalt, der durch eine Schwangerschaft entsteht, kann übrigens zwischen 2–10 Zentimeter breit und 12–15 Zentimeter lang sein. Die traurige Wahrheit ist, dass einige Frauen ihr Leben lang darunter leiden und die Diastase oft nie zutreffend diagnostiziert wird.

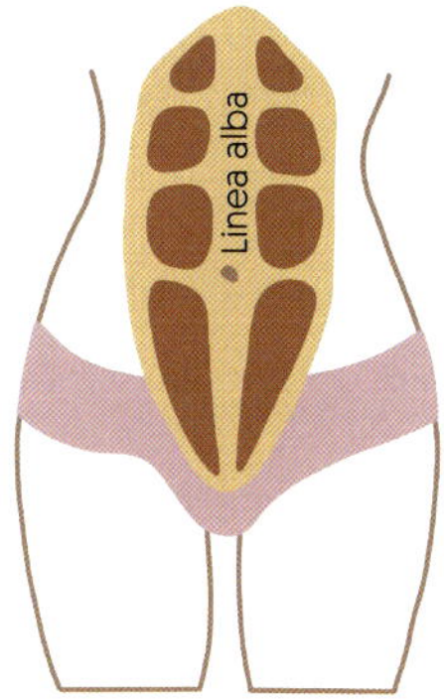

Die Linea alba ist eine senkrechte Bindegewebsnaht.

Was sind Faszien?

Den Begriff Faszie haben Sie bestimmt schon einmal gehört. Doch was genau ist eine Faszie eigentlich?

Faszien durchziehen unseren gesamten Körper. Sie sind Weichteil-Komponenten des Bindegewebes, die Muskeln und Organe umhüllen. Sie bestehen aus Proteinen, Bindegewebszellen und Wasser. Man unterscheidet dabei zwischen den beiden Strukturproteinen Elastin und Kollagen.

Gesundes Fasziengewebe hat eine netzartige Struktur, ist geschmeidig und gleitfähig. Es ist elastisch und dehnbar durch Elastin, gleichzeitig belastbar und reißfest durch Kollagen.

Springen, hüpfen, dehnen – dank unseren Faszien ist das alles möglich. Faszien sind überall in unserem Körper, der in dieses sogenannte „fasziale Netz“ eingepackt ist. Ohne Faszien würden unsere Muskeln die Form und unsere Knochen und Organe den Halt verlieren. Selbst im Gehirn und im Rückenmark haben wir Faszien. Faszien reagieren auf Stress, auf Überforderung durch zu viel Sport und auf Unterforderung durch Bewegungsmangel. Sie verkleben, verfilzen und entzünden sich dann.

Die Linea alba ist eben eine solche Faszie. Sie verläuft vertikal vom Brustbein bis hin zum Becken. Liegt bei Ihnen eine Rektusdiastase vor, ist sie überdehnt. Dann ist das Ziel, sie wieder so zugfest wie möglich zu machen. Und das mit allen Mitteln, die uns zur Verfügung stehen. Auch mit Ernährung, denn durch die richtige Ernährung kann man den Körper zur Selbstheilung anregen und ihn bei der Kollagenbildung unterstützen.

Wo liegt der Unterschied zwischen einer Hernie und einer Rektusdiastase?

Eine Rektusdiastase wird oft fälschlicherweise als Bauchhernie diagnostiziert. Wird eine Rektusdiastase nicht operiert, kann das zu einer Hernie (ein Riss im Bindegewebe) führen. Leichte Hernien können mit der Rumpfstabilisation behandelt werden. Haben Sie also eine Rektusdiastase und eine Hernie, kann die Hernie durchaus auch von diesen Übungen profitieren.

Hernie: Ein Herauswölben der Bauchorgane durch eine Beschädigung oder einen Riss in der Bauchwand. Es ist ein kleiner, sich herauswölbender Bereich, der sich so anfühlt, als ob sich Gewebe durch ein Loch wölbt. Eine Hernie kann dunkelrot, lila oder grau verfärbt sein und sich schmerzhaft anfühlen.

Rektusdiastase: Eine Schwäche zwischen den beiden geraden Bauchmuskeln. Die Faserstruktur Linea alba ist hier überdehnt und die beiden geraden Bauchmuskeln haben sich von der Mittellinie zur Seite weg verlagert.

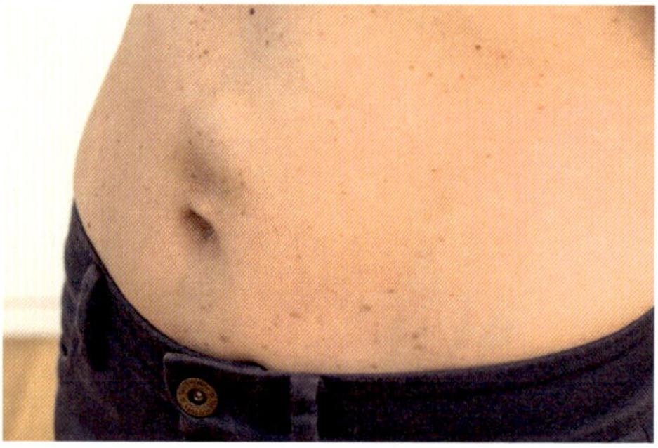

Oberhalb des Bauchnabels ist eine Hernie zu erkennen.

Sie sind **nicht allein**

Eine im September 2016 im British Journal of Sport Medicine veröffentlichte norwegische Studie mit 300 Erstgebärenden hat ergeben, dass 33% der Frauen in der 21. Schwangerschaftswoche bereits eine Rektusdiastase entwickelt hatten. 60% der Frauen wiesen 6 Wochen nach der Geburt ihres Kindes eine Rektusdiastase auf. 45% der Studien-Teilnehmerinnen hatten nach 6 Monaten und 32% noch nach einem Jahr eine Rektusdiastase. Alter, Gewicht, Art der Entbindung oder Geburtsgewicht des Kindes hatten nach dieser Studie keinen Einfluss auf die Rektusdiastasehäufigkeit[1].

Von einer Hernie, oder auch einem Bauchdeckenbruch, spricht man also erst, wenn Löcher bzw. Risse in der Bauchwand entstanden sind. Bei einer Rektusdiastase handelt es sich hingegen „nur“ um eine Überdehnung der Bindegewebsplatte zwischen den geraden Bauchmuskeln.

Wodurch entsteht eine Rektusdiastase?

Das Bindegewebe wird während der Schwangerschaft hormonell bedingt weicher. Verantwortlich hierfür sind die Hormone Relaxin und Progesteron. Der Bauch und die damit verbundenen Muskeln, Sehnen und Bänder dehnen sich, um dem Kind Platz zu machen. Bis zur 25. Schwangerschaftswoche hat die Bauchdecke meist noch die Kapazität, sich mit dem wachsenden Kind mitzudehnen. Doch irgendwann schafft sie es nicht mehr,

---

1 Sperstad JB, Tennfjord MK, Hilde G, *et al*
Diastasis recti abdominis during pregnancy and 12 months after childbirth: prevalence, risk factors and report of lumbopelvic pain
British Journal of Sports Medicine 2016;50:1092-1096.

dem Druck entgegenzuhalten und die gerade Bauchmuskulatur muss auseinanderweichen, um dem Baby genügend Platz für weiteres Wachstum zu verschaffen. Bei diesem Vorgang wird nicht nur der gerade Bauchmuskel in Mitleidenschaft gezogen, sondern auch die tieferen Muskelschichten wie z.B. der Transversus und die beiden schrägen Bauchmuskeln, welche auseinandergezogen werden. Nach der Geburt, in der Rückbildungszeit, bewegt sich im Optimalfall dann alles wieder in die Ausgangslage zurück. Dieser Rückbildungsprozess ist jedoch von Frau zu Frau unterschiedlich. Beeinflusst wird dieser Vorgang von weiteren Faktoren, wie z.B. der Stilldauer (hier sind weiterhin die Weichmacher-Hormone im Körper unterwegs), dem Alltagsverhalten, Sport und dem allgemeinen Zustand des Bindegewebes. Auch Vorbelastungen können eine Rolle spielen: eine falsche Atmung bei jahrelanger schwerer körperlicher Arbeit, die einen Druck innerhalb des Bauchraums (einen intraabdominalen Druck) verursacht, ständiges Niesen, Husten, Heben und Tragen schwerer Gegenstände, Verstopfung, chronischer Durchfall usw. – die Liste ist lang.

Oftmals schließt sich der Spalt dann nicht mehr von alleine. Daher ist es an der Zeit, selbst aktiv mitzuhelfen, die Ursachen zu beheben, sich im Alltag richtig zu bewegen, den richtigen Sport zu finden und mit der richtigen Ernährung das Bindegewebe zu stärken.

Besser mit dem Druck umgehen

Der intraabdominale Druck beschreibt das atemabhängige Druckniveau innerhalb der Rumpfkapsel. Dieser Druck entlastet die Organe, die Wirbelsäule und die Bandscheiben bei körperlicher Belastung und unterstützt die Verdauung. Er erhöht sich bei den bereits genannten Tätigkeiten, wie der falschen Atmung, beim Niesen und Husten, beim schweren Heben, beim Springen und Joggen, beim WC-Gang und beim Vom-Boden-Aufstehen. Unsere Rumpfkapsel passt sich diesem Druck an und reagiert auf ihn. Dieser Druck lässt sich nicht vermeiden, aber der Körper kann lernen, besser mit ihm umzugehen.

Kein reines **Frauenproblem**

Auch Männer, Kinder und Frauen, die nicht geboren haben, können im Laufe ihres Lebens eine Diastase bilden, oder auch bereits von Geburt an eine haben. Wir alle kommen mit einer Bauchspalte auf die Welt. Mit ca. 3 Jahren, wenn das Nervensystem entwickelt ist, schließt sich die Spalte. Bei etwa 30 % der Bevölkerung ist das jedoch nicht der Fall – die Bauchwand bleibt instabil.

In manchen Fällen können sich die Muskeln auch im Kleinkindalter wieder trennen. Ebenfalls kann ein dauerhafter oder immer wiederkehrender starker Druck auf das zwischen den geraden Bauchmuskeln verlaufende Bindegewebe eine solche Dehnung verursacht haben.

Eine Rektusdiastase kann sogar nach einer Bauch-OP, bei der das Bindegewebe durchtrennt wurde, entstehen. Typisch hierfür sind Operationen wie Kaiserschnitte, Leistenbruchoperationen oder laparoskopische Eingriffe.

Es ist nicht wichtig, seit wann, woher und warum Sie eine Rektusdiastase haben. Fangen Sie hier und jetzt an, etwas dagegen zu tun.

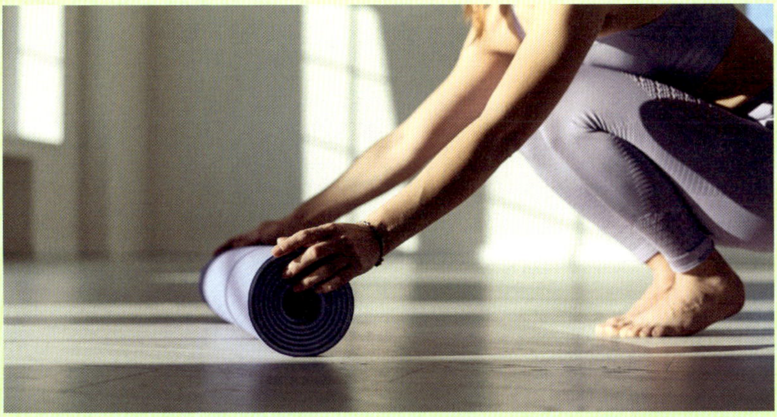

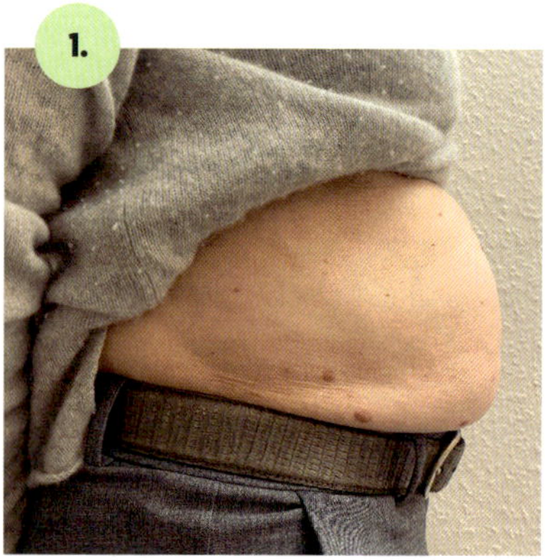

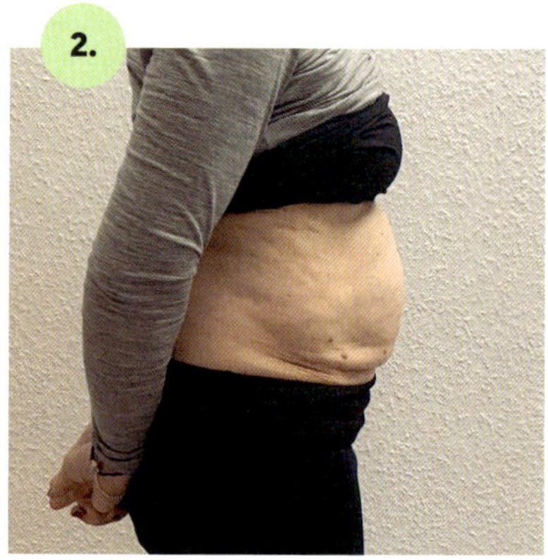

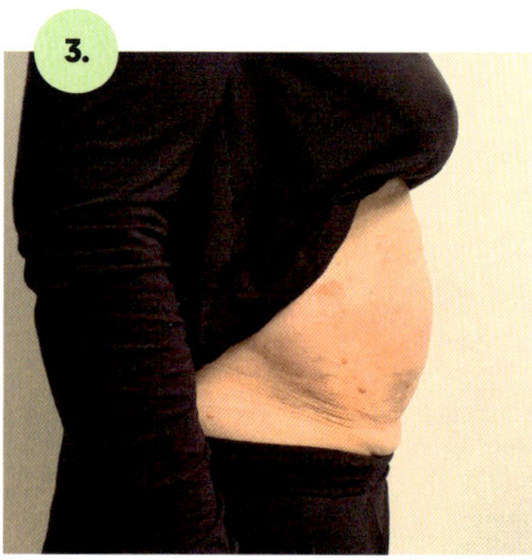

1. Start der Therapie, Bauchspalte mit einer Breite von 4 Fingern gemessen
2. Nach 2 Wochen Training
3. Erfolg nach insgesamt 12 Wochen. Inkl. Ernährungsumstellung, Handgriff nach Heller und Taping ist die Bauchspalte nahezu komplett geschlossen. In der Mitte ist noch ein Rest von einem Finger Breite messbar.

Selbst Jahrzehnte nach einer Schwangerschaft ist es noch nicht zu spät. Das können Sie hier am Beispiel von Maike sehen. Die Geburten von Maike sind über 25 Jahre her. Sie hatte oben und um den Nabel herum eine 4 Finger breite Bauchspalte. Sie konnte ihre Bauchspalte auch nach so vielen Jahren schließen und ihren Bauch dadurch auch noch verschönern.

Geben Sie Ihrem Körper Zeit für diesen Prozess. Vor allem nach der Schwangerschaft sollten Sie sanft starten und erst nach abgeschlossener

Rückbildung mit den Übungen aus diesem Buch beginnen. Besonders nach einer Schwangerschaft und bei stillenden Frauen verlangsamen die Hormone den Heilungsprozess. Wenn Sie sich bereits sicher sind, dass Sie eine Bauchspalte haben, weisen Sie die Therapeutin oder Hebamme Ihres Rückbildungskurses darauf hin, damit Sie Ihnen die entsprechenden Übungen dafür zeigen kann. Denn leider heilt eine Rektusdiastase nur selten ohne entsprechendes Training komplett von alleine ab.

Kleiner Spalt – große Auswirkung

Gemeinsam mit der Rückenmuskulatur bildet die Bauchmuskulatur mit dem Beckenboden sowie dem Zwerchfell die Rumpfmuskulatur.

Der Transversusmuskel ist die tiefste Bauchmuskelschicht unseres Körpers. Er funktioniert wie ein Korsett und verbindet das Becken mit dem Brustkorb. Er ist 3 mm dick und der Hauptstabilisator des Oberkörpers. Bei einer Rektusdiastase ist dieser Hauptstabilisator nicht mehr stark genug, um den inneren Bauchdruck zu halten. Dadurch liegt eine extrem hohe Belastung auf der Linea alba, also der Faszie, die über die gesamte Länge des Bauchraums verläuft.

Der Transversus ist mit dem Zwerchfell und dem Beckenboden verbunden, sie bilden zusammen mit dem Lendenmuskel eine starke Einheit. Arbeitet ein Element jedoch nicht richtig, können die anderen ihre Arbeit auch nicht ordentlich erledigen. Sie müssen mehr arbeiten, um die Statik zu erhalten und die fehlende Funktion des Transversusmuskels auszugleichen. Unser Körper ist klug! Bei muskulären Dysfunktionen übernehmen einfach andere Muskeln die Arbeit mit, jedoch nicht ohne Folgen.

Eine Dysfunktion macht sich auf verschiedene Weisen bemerkbar. **Körperliche Auswirkungen** sind hier beispielsweise:

- Das Gefühl, dass die Körpermitte nicht stabil ist.
- Unerklärliche Schmerzen oder Probleme im Bauch- oder Beckenbereich, die nicht verschwinden.

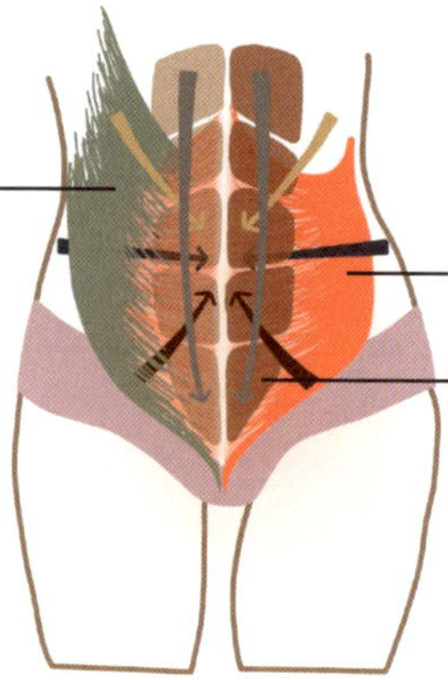

Diese drei Muskelgruppen sind für die Schließung der Rektusdiastase hauptsächlich verantwortlich.

- Der Bauch, der ab der zweiten Tageshälfte und vor allem nach dem Essen dauerhaft gebläht ist.
- Ein hervorstehender Bauchnabel.
- Vielleicht sogar massive Verdauungsprobleme.
- Schmerzen im unteren Rücken, die keine Seltenheit sind.
- Beckenbodenschwäche.
- Eine schlechte Körperhaltung.

Aber auch **seelische Auswirkungen** aufgrund einer Rektusdiastase sind keine Seltenheit und haben Aufmerksamkeit verdient. Wenn der Babybauch bleibt und frau noch immer schwanger aussieht, fühlen sich Frauen leider sehr oft alleingelassen mit diesen Problemen. Ihre Symptome werden oftmals nicht ernst genommen und der Leidensdruck ist sehr hoch, zumal viele Frauen noch nie etwas von der Diagnose Rektusdiastase gehört haben. Leider sind auch hier nicht immer die Ärzte die richtigen Ansprechpartner, da es sich bei einer Rektusdiastase eindeutig um ein Nischenthema handelt.

Auf Rektusdiastase spezialisierte Therapeutinnen finden Sie, bestimmt auch in Ihrer Nähe, unter *www.rektusdiastase.info.*

Arten einer Rektusdiastase

Es gibt unterschiedliche Formen, wie sich eine Rektusdiastase entwickeln kann. Hier die verschiedenen Arten im Überblick:

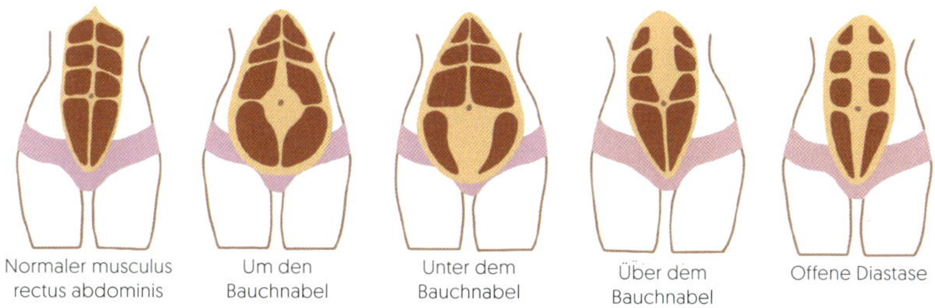

Warum ist es so wichtig, die Rektusdiastase zu schließen?

Zwei gerade Bauchmuskelstränge, die parallel zueinander laufen und nicht auseinanderweichen, sind der anatomisch korrekte Zustand dieser Muskeln und der Linea alba. Dieser korrekte Zustand hat folgende Vorteile:

- Bessere Beckenbodenfunktion und dadurch ein geringeres Inkontinenz- und Senkungsrisiko.
- Verbesserte Körperwahrnehmung.
- Keine Verdauungsprobleme.
- Aufrechte Körperhaltung.
- Flacher Bauch und schmale Taille.
- Weniger Rückenschmerzen.
- Gesteigertes Selbstbewusstsein.
- Vermeidung einer Hernie.

Ich möchte an dieser Stelle nochmals darauf hinweisen, dass auch eine Rumpfkapsel mit einer leichten Rektusdiastase voll funktionstüchtig sein kann, wenn die funktionelle Spannung der Linea alba hergestellt ist. Denn ausschlaggebend für den Schweregrad ist nicht nur die Breite der Spalte, sondern vielmehr auch der Zustand des Bindegewebes zwischen den auseinanderstehenden Bauchmuskelsträngen.

Beugen Sie während der Schwangerschaft vor

Sie fragen sich, ob Sie bereits während der Schwangerschaft einer Rektusdiastase vorbeugen oder eine bereits bestehende Rektusdiastase heilen können?

Meine Antwort ist hier ein eindeutiges und uneingeschränktes Ja!

Das sollten Sie sogar unbedingt tun. Denn: Je länger die geraden Bauchmuskeln zusammenbleiben, desto länger schützen diese den Bauchraum. Auch die Wirbelsäule profitiert davon, die ausbleibenden Rückenschmer-

Gut zu **wissen**

Gut trainierte Rumpfmuskeln ermüden nicht so schnell. Sie können während der Geburtsphase aktiv mitarbeiten und den Geburtsverlauf unterstützen.
Wird die Muskulatur also während der Schwangerschaft regelmäßig trainiert, ist sie gekräftigt für die Geburt und wird danach die Bauchspalte schneller schließen können als eine untrainierte.

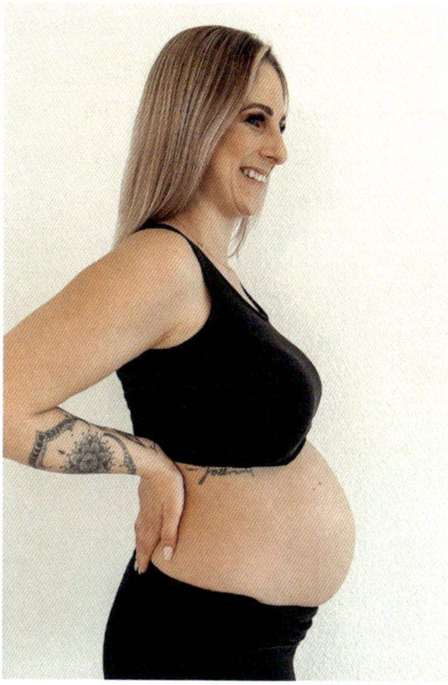

Inaktiver Bauch einer schwangeren Kundin

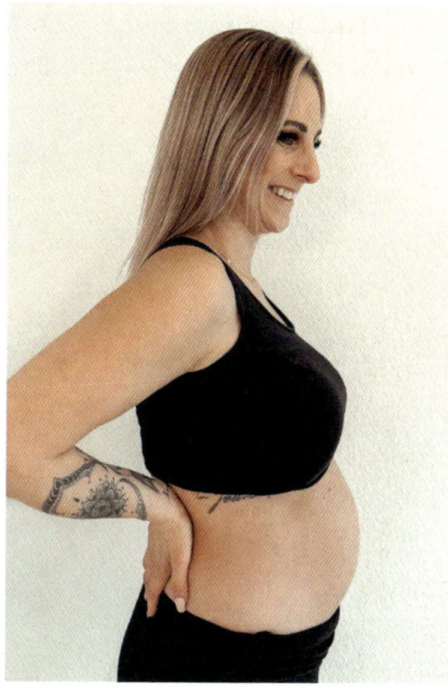

Aktivierter Transversus

zen werden das bestätigen. Zudem wird die Haltung während der Schwangerschaft von einem regelmäßigen Training positiv beeinflusst.

Darüber hinaus profitiert der Beckenboden und die Regeneration und Rückbildung nach der Schwangerschaft fällt einem trainierten Körper um einiges leichter als einem untrainierten.

Alles am richtigen Platz?

Nicht immer finden die Organe nach einer Schwangerschaft wieder an die richtige Stelle. Es kann durchaus vorkommen, dass der Darm über seine Aufhängungen zur Bauchwand die Bauchdecke auseinanderzieht, wodurch das Schließen der Rektusdiastase unmöglich ist. Hier sollten Sie zusätzlich einen Arzt oder Osteopathen aufsuchen.

Praxisteil – Jetzt dürfen Sie aktiv werden

Nehmen Sie Kontakt zu Ihren tiefen und wahrscheinlich bisher unbekannten Muskelschichten auf, ertasten Sie Ihre Rektusdiastase, verändern Sie Ihre Atmung und erspüren Sie Ihren Körper auf eine neue Art und Weise.

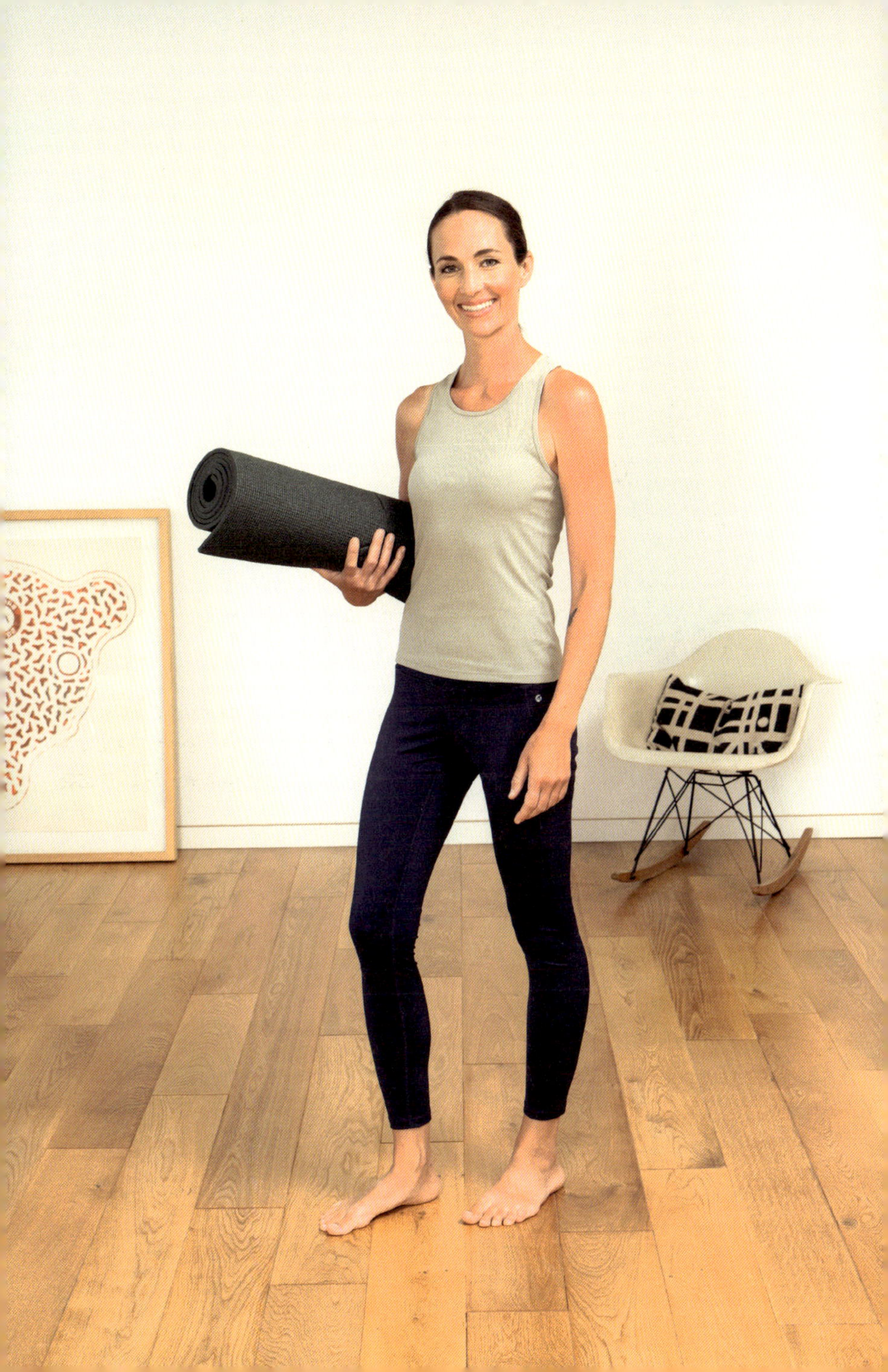

Stabile **Mitte**

Eine stabile Mitte verspricht ein gesundes, fittes und vitales Körperzentrum und ist ein harmonisches Zusammenspiel stabilisierender Strukturen. Schritt für Schritt lernen Sie diese nun kennen, festigen Ihre Tiefenmuskulatur und stärken Ihr muskuläres Wunderwerk.

Selbstdiagnose – So tasten Sie Ihre Rektusdiastase

Um die Größe der Bauchspalte mit hinreichender Genauigkeit zu tasten, ist es wichtig, auch die Tiefenmuskulatur mit einzubeziehen. Es muss sich ein Gesamtbild über die Stabilität des Rumpfes gemacht werden, denn es ist

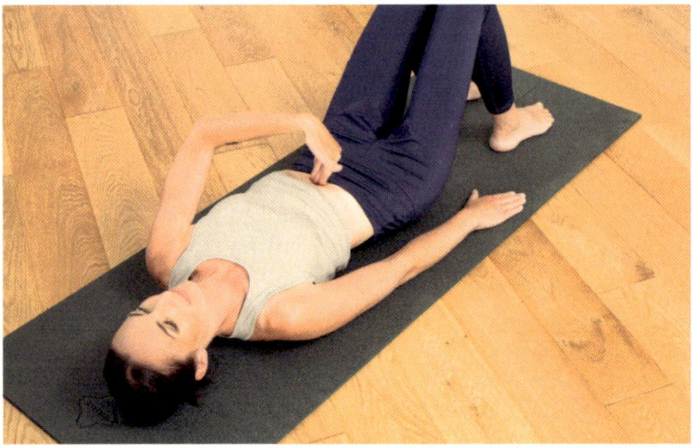

Sie können Ihre Rektusdiastase ganz einfach selbst tasten.

wichtig, wie sich der gesamte Bauch verhält. Um selbst festzustellen, ob eine Rektusdiastase vorliegt, gibt es zwei wichtige Anhaltspunkte: die Breite und die Tiefe.

In drei Schritten können Sie Ihre Spalte selbst tasten:

Schritt 1: Rektusdiastase erkennen

- Legen Sie sich auf den Rücken und winkeln Sie Ihre Beine an.
- Legen Sie nun Ihre Hand auf die Körpermitte, auf Höhe des Bauchnabels, die Finger zeigen Richtung Beine.
- Drücken Sie mit Ihren Fingern leicht ins Gewebe. Spüren Sie einen Puls? Oder Darmbewegungen? Sinken die Finger ohne Widerstand tief ein? Das ist bereits der erste Hinweis, dass das Bindegewebe in einem nicht besonders guten Zustand ist.
- Nun heben Sie den Kopf sanft an und ziehen das Kinn Richtung Brustbein.
- Erscheint bereits jetzt in der Mitte des Bauches eine Wölbung nach außen (Alien bulge oder Pyramide genannt), dann ist das ein Hinweis auf eine große Bauchspalte.

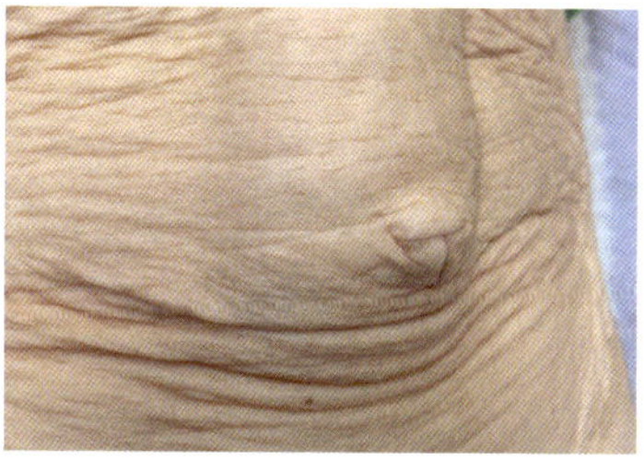

Der Körper kann dem inneren Druck, der im Bauch entsteht, nicht standhalten.

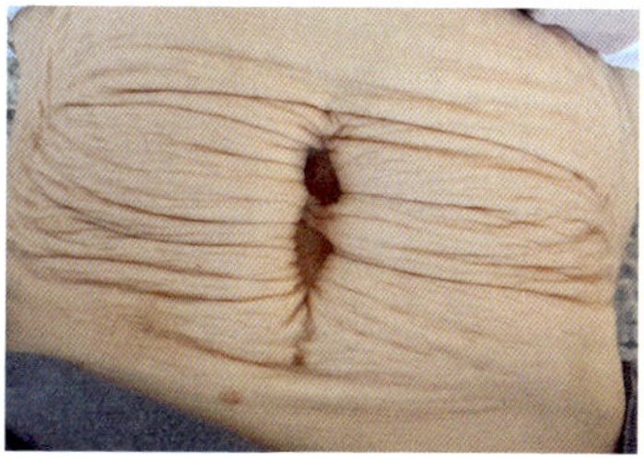

Die notwendige Spannung der Linea alba ist nicht vorhanden. Das Bindegewebe hängt zwischen den beiden geraden Bauchmuskeln nach unten.

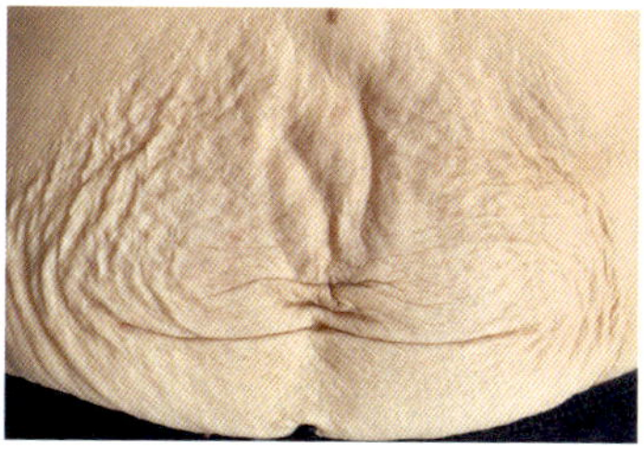

Nach 6-monatiger Trainingsphase: die Spannung der Linea Alba ist wieder hergestellt. Die Spalte hat sich von faustgroß auf 2 Finger Breite geschlossen.

- Das gleiche gilt, wenn beim Heben des Kopfes in der Mitte des Bauches das Gewebe einsinkt.

Nach Schritt 1 kann noch keine korrekte Aussage über die Breite und Tiefe der Rektusdiastase gefällt werden. Darum ist es wichtig, mit Schritt 2 fortzufahren. Je höher der Kopf angehoben wird, umso näher kommen sich die beiden geraden Bauchmuskeln. Daher fühlt sich der Spalt bei stark gehobenem Kopf kleiner an, als er tatsächlich ist.

Aus diesem Grund fahren Sie nun bitte mit Schritt 2 fort:

Schritt 2: Die Breite der Spalte tasten

- Legen Sie Ihre Hand längs auf Ihren Bauch und drücken Sie die Fingerspitzen in das Gewebe, während Sie ganz langsam den Kopf anheben. **(1)** Machen Sie ganz kleine minimale Bewegungen. Heben Sie ausschließlich den Kopf an, die Schultern bleiben bei der Messung auf der Matte. Die Bauchmuskulatur sollte so wenig wie möglich angespannt sein. Sie können hier auch ein wenig mit dem Kopf und der Bauchmuskulatur spielen, bis sie ein Gefühl dafür bekommen haben.

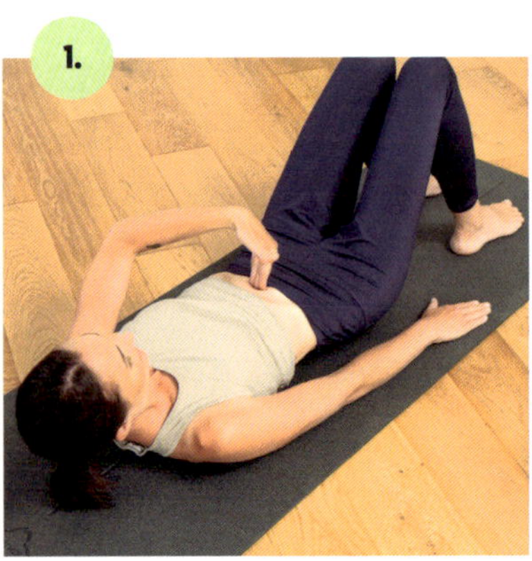

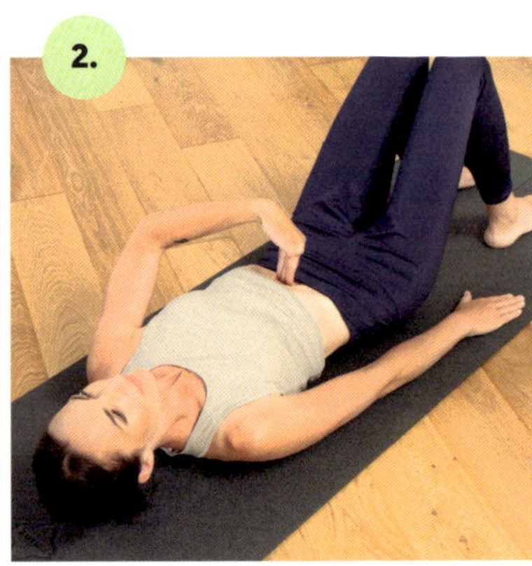

- Nun sollten Sie die Ränder der Bauchmuskulatur spüren. Die Spalte zwischen den Rändern, das ist die Rektusdiastase. **(2)**
- Wenn Sie den Zustand der schwächsten Anspannung, unter der Sie die Ränder spüren können, erreicht haben, messen Sie die Spalte an drei Stellen:
  - Oberbauch, zwischen Nabel und Brustbeinspitze
  - am Nabel
  - Unterbauch, zwischen Nabel und Schambein

Gemessen wird die Fingerbreite, also wie viel Finger Sie in der Breite zwischen Ihre geraden Bauchmuskeln bekommen. Auch den Bauchumfang, gemessen an der breitesten Stelle, notieren Sie sich.

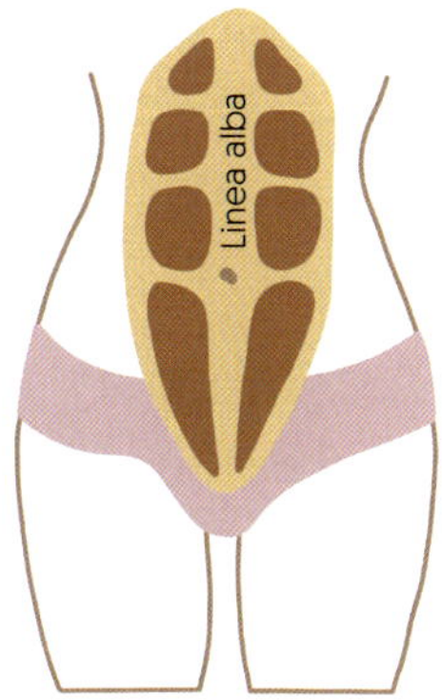

Ist die Linea alba trotz messbarer Bauchspalte unter guter Spannung, arbeitet der Körper funktionell.

Schritt 3: Die Tiefe der Spalte tasten:
Nun müssen Sie noch den Zustand Ihres Bindegewebes bestimmen. Dieser Zustand ist ebenfalls sehr wichtig, um den Schweregrad der Diastase festzulegen.
Beantworten Sie dafür folgende Fragen und notieren Sie sich das Ergebnis:

1. Fühlt sich das Bindegewebe sehr tief oder eher flach an? Also sinken die Finger beim Ertasten der Breite tief ein oder nicht?

   ---

2. Ist das Gewebe beim Ertasten fest oder eher nachgiebig?

   ---

3. Spüren Sie beim Ertasten ein Pulsieren oder vielleicht sogar Darmtätigkeit?

4. Wie sieht der Bauchnabel aus? Ist er ausgestülpt?

Je tiefer die Finger einsinken und je weniger sie auf Widerstand treffen, desto schlechter ist der Zustand des Bindegewebes. Schlechtes Bindegewebe kann zu einer langsameren Heilung führen, als es bei festem Bindegewebe der Fall wäre.

Machen Sie sich keinen **Druck**

In den nächsten Wochen tasten Sie Ihre Diastase lieber nicht mehr, denn das erzeugt nur unnötigen und vermeidbaren Druck. Schenken Sie Ihrer Spalte lieber Ruhe und konzentrieren Sie sich vollkommen auf Ihre Übungen

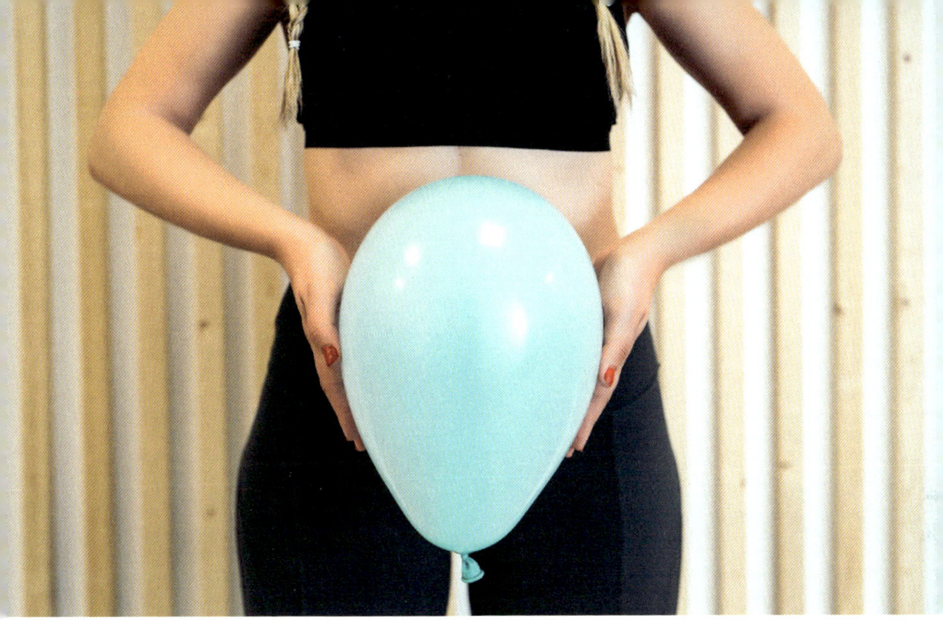

Das Druckniveau innerhalb der Rumpfkapsel wird intraabdominaler Druck genannt. Unser Körper kann lernen, mit diesem Druck umzugehen.

Aktivieren Sie Ihren Beckenboden – schaffen Sie die Grundlage

Der Beckenboden muss bei der Heilung einer Rektusdiastase unbedingt mit einbezogen werden. Um eine Bauchspalte zu schließen, ist es wichtig, die Zusammenhänge zwischen einem geschwächten Beckenboden und einer Rektusdiastase zu verstehen. Der Aufbau und die Funktionsweise der Körpermitte spielen hierbei eine ganz zentrale Rolle, denn die Körpermitte besteht aus Beckenboden und Muskelkorsett (Bauch- und Rückenmuskulatur). Unser Beckenboden ist über Faszienzüge direkt mit der Bauchmuskulatur verbunden und hat dadurch die Möglichkeit, beim Training aktiv mitzuwirken.

Sie sollten aus diesem Grund Ihren Beckenboden gut ansteuern und aktivieren können, bevor Sie mit dem Training zur Schließung der Rektusdiastase beginnen.

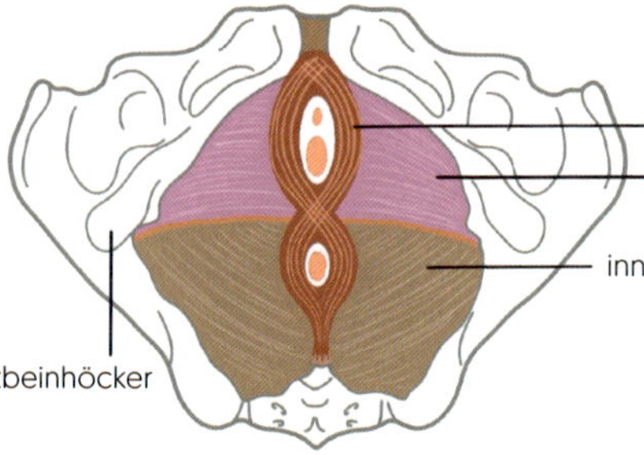

Der Beckenboden besteht aus drei Muskelgruppen, die über Faszienzüge mit der Bein-, Rücken- und Bauchmuskulatur verbunden sind.

Kleine Beckenboden-Kunde

Der Beckenboden besteht aus drei Schichten:

1. **Die äußerste Beckenboden-Schicht**

   Sie hat die Form einer liegenden 8 und umschließt die Schließmuskeln, mit drei Öffnungen für die Harnröhre, Scheide und den Anus. Sie ist aufgespannt vom Schambein bis zum Steißbein.

   → Diese Schicht erreichen Sie, indem Sie Ihre Schließmuskeln mit sanftem Druck verschließen (nicht zusammenkneifen). Zu diesem Muskel finden wir Frauen meistens schnell Zugang.

2. **Die mittlere Beckenboden-Schicht**

   Diese Muskelplatte verläuft quer im vorderen Teil des kleinen Beckens und setzt an den Schambeinästen und den Sitzbeinhöckern unterhalb der Blase an. Bei Frauen ist diese Schicht schwächer ausgebildet als bei Männern, da sie bei der vaginalen Entbindung stark gedehnt werden muss.

   → Diese Schicht erreichen Sie, indem Sie die Sitzbeinhöcker in Richtung Damm aufeinander zu ziehen. Die Gesäß-Muskeln bleiben dabei unbedingt locker. Stellen Sie sich ein Gummiband vor, dass Ihre Sitzbeinhöcker miteinander verbindet. Dieses Gummiband ziehen Sie zusammen und somit Ihre Sitzbeinhöcker aufeinander zu.

3. **Die innerste Beckenboden-Schicht**
   Die innerste Schicht ist als eigenständiger Muskel nicht wahrnehmbar. Sie können ihn aber über die Beckenbewegung ansprechen. Sie ist die Schicht, die über das Becken die Haltung des ganzen Körpers, die innere Aufrichtung, regelt und die Beckenorgane stützt. Sie ist die stärkste von allen Beckenbodenschichten.
   → Erreichen können Sie diese Schicht durch die Vorstellung, wie sich Scham- und Steißbein in der Mitte treffen und den Damm gemeinsam hochziehen. Eine leichte, kaum sichtbare Kipp-Bewegung im Becken darf diese Aufrichtung unterstützen.

Diese drei Schichten liegen im kleinen unteren Becken fächerartig übereinander und bilden ein muskuläres Wunderwerk.

Schließen Sie Ihre Augen und finden Sie gedanklich zu Ihrem Beckenboden. Stellen Sie sich ihn mit allen drei Schichten vor und versuchen Sie jede einzelne Schicht, wie oben beschrieben, anzusteuern und in Verbindung mit ihnen zu treten.

Eine Übungseinheit für den Beckenboden finden Sie weiter hinten im Buch. Vorab machen wir aber noch einen Exkurs zur richtigen Atemtechnik.

Atmen Sie mal richtig durch

Die Atmung spielt beim Beckenboden- und Rektusdiastase-Training eine sehr wichtige Rolle. Die meisten Frauen, die an einer Rektusdiastase leiden, sind chronische Brust-Atmerinnen. Da der Bauch sowieso schon zur Problemzone ernannt wurde, versucht frau zu verhindern, dass er durch die Atmung noch weiter rauskommt, als er es eh bereits tut. Daher tragen betrof-

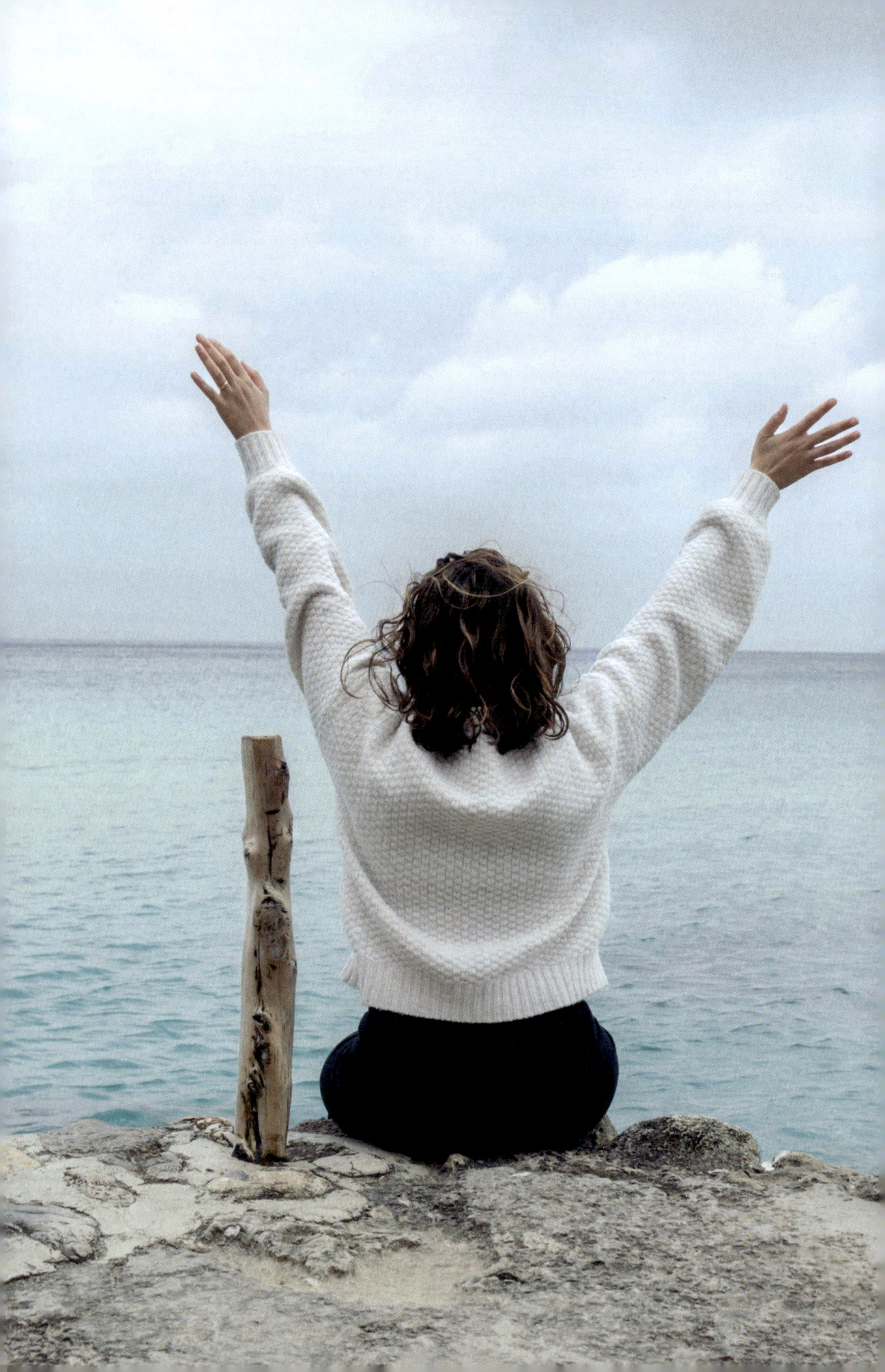

fene Frauen oftmals enge Hosen, ziehen den Bauch ein und atmen flach in der Brust. Das ist nicht nur unbequem, sondern auch nicht förderlich bei einer Rektusdiastase. Sie verschenken dadurch sehr viel Selbstheilungspotenzial. Denn: Nur ein Muskel, der bewegt und genutzt wird, ist ein starker Muskel. Mit der richtigen Atmung aktivieren sich der Beckenboden und der Transversus ganz automatisch. Die Beckenboden- und Bauchmuskeln sind in das natürliche Atemgeschehen eingebunden. Sie sind über Bindegewebe mit dem Zwerchfell verbunden und unterstützen die Atemmechanik.

Ist die Bauchmuskulatur jedoch geschwächt, kann dieser Automatismus nicht mehr richtig funktionieren. Mit Hilfe der Atmung kann das korrekte Zusammenspiel der Muskulatur wiederhergestellt werden.

Der Zusammenhang von Atmung und Beckenboden

Bei der Einatmung spannt sich das Zwerchfell an und senkt sich. Gleichzeitig sinkt der Beckenboden, der sich dafür entspannen muss. Die Organe, die der vergrößerten Lunge ausweichen, schieben die Bauch und Beckenbodenmuskeln leicht nach außen. Bei der Ausatmung folgen die Beckenboden- und Bauchmuskeln wieder der Zwerchfell- und Organbewegung

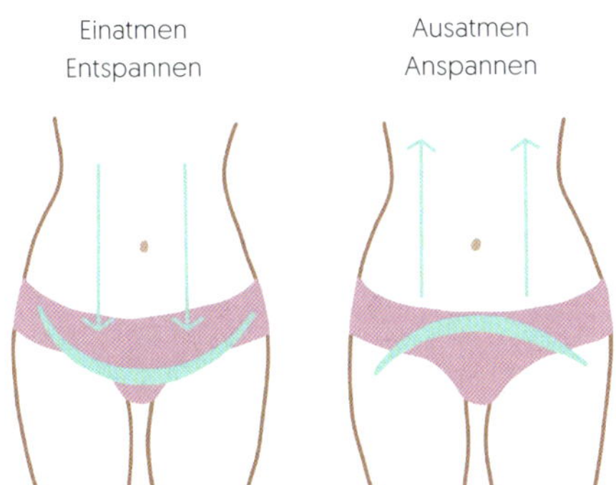

Bei jeder Ein- und Ausatmung schwingt der Beckenboden automatisch mit.

nach innen und oben. Bei der natürlichen Brust-Bauch-Atmung wird die Körpermitte beim Einatmen gedehnt und dadurch entspannt und beim Ausatmen angespannt. Dies ist der natürliche Vorgang bei jeder Atmung.

Mit jeder Ausatmung aktivieren Sie also die Beckenbodenspannung, denn bei der Ausatmung hebt sich das Zwerchfell und somit auch der Beckenboden automatisch nach oben. Die Organe haben dadurch mehr Platz und es gibt keinen Druck auf den Beckenboden und ohne Gegendruck kann der Beckenboden besser aktiviert werden.

Die 360-Grad-Atmung

Um den gesamten Oberkörper zu aktivieren, braucht es die sogenannte 360-Grad-Atmung.

Dabei öffnet sich mit der Einatmung Ihr gesamter Oberkörper um 360 Grad in alle Richtungen. Er dehnt sich nach oben, unten, vorne, hinten und zu beiden Seiten gleichzeitig aus.

So geht's:

- Stellen Sie sich vor, wie sich ein Regenschirm aufspannt.
- So spannen Sie nun Ihren gesamten Oberkörper inklusive Bauch bei der Einatmung auf.
- Bei der Ausatmung schließt sich der Regenschirm wieder: Atmen Sie die ganze Luft aus Ihrem Körper heraus.

Diese Atmung üben Sie entspannt mehrmals am Tag – dafür müssen Sie sich nicht extra Zeit nehmen, sie können im Sitzen, im Liegen und im Stehen üben. Denken Sie einfach immer mal wieder an die 360-Grad-Atmung und bauen Sie sie in den Tagesablauf ein. Atmen Sie ganz bewusst. Das können Sie in allen Lebenssituationen machen: egal ob Sie gerade im Supermarkt an der Kasse stehen oder an der Bushaltestelle. Atmen müssen Sie sowieso. Nutzen Sie doch diese Momente, um Ihrem Körper Gutes zu tun und atmen Sie bewusst und tief durch. Allein durch diese Atmung setzten Sie Ihren Muskeln Impulse und das ganz nebenbei.

Je länger Sie ausatmen und je mehr Sie dadurch ein „Vakuum“ im Bauchraum erzeugen können, desto mehr arbeiten auch die Muskeln mit. Sie dürfen hier daher gerne doppelt so lange ausatmen, wie Sie einatmen.

Werden Sie laut

Auch wenn Sie sich dabei ein bisschen lächerlich vorkommen, wenn Sie mit Geräuschen arbeiten, so ist es doch enorm wichtig.

Im Beckenbodentraining arbeitet man gerne mit sogenannten Sprechlauten. Sie stimulieren die Zusammenarbeit zwischen Beckenboden, Bauchmuskulatur und Gehirn. Mit den verschiedenen Lauten fällt es auch leichter, die entsprechenden Muskelgruppen anzusteuern.

Meistens ist es nämlich so, dass ein sogenannter „Disconnect“ vorliegt. Das heißt, die Verbindung zwischen dem Muskel und dem Gehirn ist unterbrochen. Denn wenn der Muskel vom Gehirn nicht angesteuert und wahrgenommen wird, kappt er irgendwann die Verbindung und wird inaktiv. Wir müssen den Muskel und das Muskeltraining im Gehirn aktivieren. Dafür bietet sich die Arbeit mit Fühlen, Wahrnehmen und Lauten an. Unser Gehirn lernt auf diese Weise nämlich, den Muskel wieder anzusteuern. Wir erleichtern dadurch dem Gehirn, sich auf bereits vergessene Muskeln zu konzentrieren und diese zu trainieren.

Die haptische Unterstützung kann Ihnen hierbei eine zusätzliche Hilfe sein. Streichen Sie einfach während der Muskelaktivierung mit den Fingern in die Bewegungsrichtung und weisen Sie Ihren Muskeln dadurch den Weg. Ihr Gehirn kann die Informationen dann noch besser verarbeiten.

Diese haptische Unterstützung werden Sie nur am Anfang des Trainings benötigen. Sie bemerken bestimmt schnell einen Fortschritt und bekommen die Muskelaktivierung schon bald auch ohne Unterstützung hin.

Kleine Übungseinheit für den Beckenboden

Wenn Sie so weit sind, verbinden Sie nun an dieser Stelle die Atmung mit der Beckenbodenaktivierung. Hierzu benötigen Sie einen Stuhl mit einer harten Sitzfläche, damit Sie Ihre Sitzbeinhöcker gut spüren können.

- Setzen Sie sich aufrecht auf Ihren Stuhl. Ihr Rücken ist gerade und Ihre Beine sind, hüftbreit geöffnet, aufgestellt.
- Atmen Sie tief ein [mit der 360-Grad-Atmung] und aktivieren Sie mit der Ausatmung alle drei Schichten Ihres Beckenbodens. Das heißt, Sie aktivieren sanft und ohne zu pressen, fließend mit der Ausatmung zuerst die erste, dann die zweite und dann die dritte Beckenbodenschicht.
- Wiederholen Sie diese Schritte so oft, bis Sie sich sicher sind und den Beckenboden im Ganzen anspannen können.
- Dabei kontrollieren Sie zwischendurch, ob Sie ausschließlich mit der Tiefenmuskulatur arbeiten, also nur mit dem Beckenboden, und keine Hilfsmuskulatur [wie die Po-Muskeln] hinzunehmen. Dazu können Sie sich gerne bei der Aktivierung an den Po fassen und fühlen, ob sie eine Bewegung der Muskeln spüren. Auch die Bein-Adduktoren [Muskeln an der Schenkelinnenseite] sollten hierbei nicht mit angespannt werden.
- Diese Beckenbodenaktivierung verbinden Sie nun nicht nur mit der Ausatmung, sondern zusätzlich noch mit einem Laut. Aktivieren Sie Ihren Beckenboden über die gesamte Ausatemlänge mit dem Laut „ICHHH". Ist Ihr Atem zu Ende, atmen Sie wieder tief mit der 360-Grad-Atmung ein, um mit der nächsten Ausatmung wieder auf „ICHHH" den Beckenboden zu aktivieren.

Tipp: Wenn Sie Ihren Beckenboden aktiviert haben, halten Sie kurz die gesamte Anspannung und wiegen ganz leicht mit dem Oberkörper nach links und rechts. Wenn Sie die harten Sitzbeinhöcker nicht mehr spüren, also weich sitzen, dann haben Sie die mittlere Schicht gut gefunden. Im Anschluss lösen Sie bewusst die Anspannung und spüren dann, wie die Sitzbeinhöcker wieder „ausklappen" und wie Sie wieder hart sitzen.

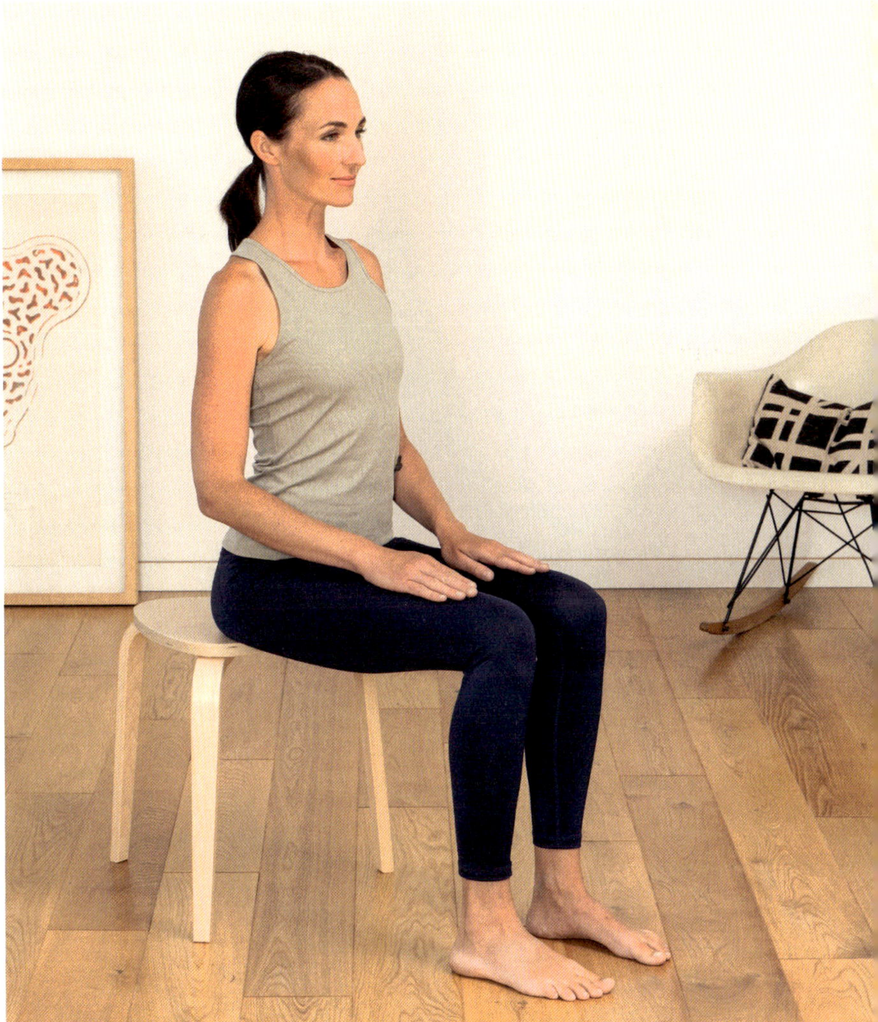

Ein einfacher Hocker mit harter Sitzfläche hilft Ihnen, Ihre Sitzbeinhöcker wahrzunehmen.

Starke Bauchmuskeln – stabiler Rumpf

Im nächsten Schritt kommen wir nun zu den Bauchmuskeln, die relevant für die Schließung der Bauchspalte sind. Ich möchte Ihnen jeden einzelnen kurz vorstellen.

Die geraden Bauchmuskeln (Musculus rectus abdominis)

Das alleinige Training der geraden Bauchmuskeln ist absolut kontraproduktiv und nicht, wie fälschlicherweise leider noch immer viel zu oft angenommen, für das Schließen der Lücke förderlich. Die geraden Bauchmuskeln werden bei der Rektusdiastase-Therapie automatisch mit angesprochen und für unsere Zwecke ausreichend trainiert.

Die geraden Bauchmuskeln bilden die äußerste und oberflächlichste Muskelschicht. Sie entspringen an der fünften bis siebten Rippe und dem Brustbein und ziehen sich bis hinunter zum Schambein. Sie sind durch mehrere Zwischensehnen unterteilt.

Die Linea alba trennt hier den geraden Bauchmuskel in einen linken und in einen rechten Strang (hier wird die Rektusdiastase getastet). Die linken und rechten Stränge werden nochmals in vier Bauchmuskeln unterteilt. Dieser gerade Bauchmuskel ist der wichtigste Gegenspieler der Rückenmuskulatur. Ist er schwach, oder ist eine Rektusdiastase vorhanden, so kippt das Becken nach vorne und es entsteht ein Hohlkreuz.

Der innere und äußere schräge Bauchmuskel (Musculus obliquus internus und Musculus externus abdoninis)

Diese beiden Muskeln sind für die Wiederherstellung einer stabilen Rumpfmuskulatur und die Schließung der Rektusdiastase relevant.

Die äußeren verbinden sich an der Linea alba und die inneren Muskeln verlaufen eher schräg dazu. Ihre Aufgabe ist es, den Rumpf seitlich zu beugen. Sie sind zusammen mit den geraden Bauchmuskeln für die Beugung und Drehung des Rumpfes verantwortlich, solange das Becken fixiert gehalten wird.

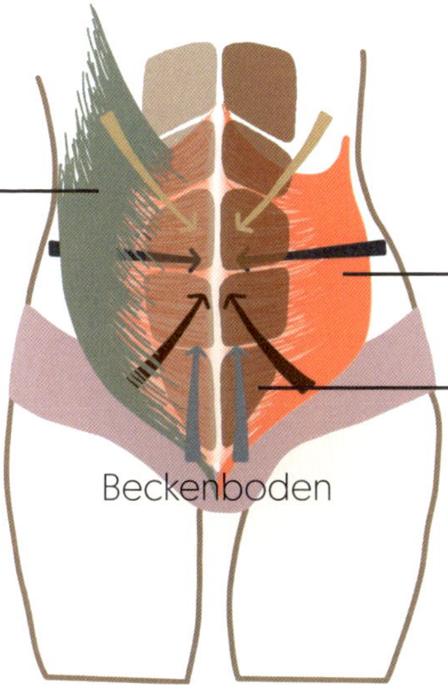

Der Beckenboden ist mit der Bauchmuskulatur über Faszienstränge verbunden.

Der tiefe quere Bauchmuskel (Musculus transversus abdominis)

Dieser Muskel ist die tiefste Schicht unserer Bauchmuskulatur und ein sogenannter Skelettmuskel. Er entspringt in unseren Lendenwirbeln und verläuft wie ein Gurt, der unser Korsett zusammenhält. Er stabilisiert die Wirbelsäule, verspannt die Bauchwand, übt Druck auf die Bauchhöhle aus und unterstützt uns bei der Ausatmung. Zusammen mit den schrägen Bauchmuskeln formt er unsere Taille und sorgt für einen flachen Bauch. Er bringt die Linea alba in Spannung und schützt damit vor intraabdominalem Druck. Außerdem zieht bzw. schiebt er die geraden Bauchmuskeln nach hinten, so dass diese automatisch kräftiger werden.

Bauchmuskeln richtig trainieren

Der gerade Bauchmuskel (Musculus rectus abdominis) ist der Einzige, der von seiner Zugrichtung her die Diastase verkleinern kann. Was wiederrum nicht bedeutet, dass das alleinige Training des geraden Bauchmuskels automatisch auch die Lücke schließt.

Zur Schließung einer Rektusdiastase sollten Sie immer die schrägen und queren Bauchmuskeln in Verbindung mit dem Beckenboden und der korrekten Atmung trainieren.

Durch dynamische Bauchpressen, Crunches und Sit-ups in Rückenlage und durch Anheben des Oberkörpers entsteht ein sehr hoher abdominaler Druck. Das heißt, der Druck von Innen ist so hoch, dass er die Bauchmuskulatur in der Mitte auseinandertreibt. Dadurch wird die Lücke nicht geschlossen, sondern vergrößert und das Bindegewebe, die Linea alba, wird weiter geschädigt.

Aus diesem Grund sollten die geraden Bauchmuskeln, vor allem bei einer zusätzlichen Beckenbodenschwäche und bei einer bereits bestehenden Rektusdiastase, nicht trainiert werden. Sie werden automatisch und ausreichend beim Training der schrägen und queren Bauchmuskeln mittrainiert.

Nur durch die richtige Kombinationsspannung der Muskelgruppen kann der gerade Bauchmuskel seinen Job gut machen und zur Schließung beitragen.

Dieses komplexe System, bestehend aus den Bauchmuskeln in Kombination mit den Rückenmuskeln und dem Beckenboden, muss als Ganzes betrachtet werden. Beckenboden, Bauch- und Rückenmuskeln sind für einen starken Körperkern verantwortlich. Nur gemeinsam und im perfekten Zusammenspiel können sie dem Bauchinnendruck standhalten. Nur gemeinsam können sie verhindern, dass die Bauchorgane nicht nach vorne oder unten gedrückt werden.

Aktivieren Sie die richtigen Bauchmuskeln

Beginnen Sie mit der Aktivierung des queren Bauchmuskels, dem Transversus. Diese Aktivierung führen Sie bitte über die gesamte Ausatemlänge auf den Laut „SCHHH“ durch! Mit der tiefen Einatmung lösen Sie die Spannung, um mit der nächsten Ausatmung den Muskel erneut anzuspannen. Arbeiten Sie in Ihrem eigenen Atemrhythmus.

So geht's:

- Stellen Sie sich vor den Spiegel und machen Sie den Oberkörper frei. So, dass Sie Ihren Bauchnabel gut beobachten können, denn er spielt hier eine wichtige Rolle.
- Atmen Sie mit der 360-Grad-Atmung ein und bringen Sie während der Ausatmung die gesamte Luft aus Ihrer Lunge.
- Während Sie das tun, ziehen Sie den Bauchnabel nach innen und oben: Zuerst in Richtung der Wirbelsäule und im gleichen Zug in Richtung Nase.
- Das Schambein wird ebenfalls Richtung Nabel gezogen. Dadurch hebt der Unterbauch sich nach oben und das wiederrum stabilisiert die Lendenwirbelsäule, die den Unterbauch als Gegenstütze braucht. Es wird automatisch auch der Beckenboden aktiviert und gehoben.
- Nutzen Sie die gesamte Ausatemlänge zum Spannungsaufbau aus.
- Der Nabel sollte nun sichtbar nach oben gewandert sein.
- Achtung: bitte nicht den Bauch „einziehen“.
- Beim Einatmen lassen Sie wieder los und den Bauch ohne Spannung hängen. Strecken Sie dabei nicht forciert den Bauch heraus, sondern atmen Sie einfach ganz normal weiter.
- Achten Sie unbedingt darauf, dass Sie Ihr Becken bei der gesamten Aktivierung nicht mitbewegen.

Tipp: Stellen Sie sich vor, Ihre Bauchorgane befinden sich in einer Blase, die sie anheben möchten. Mit der tiefen 360-Grad-Einatmung füllen Sie den gesamten Bauchraum mit Sauerstoff und über die gesamte Ausatmung aktivieren Sie den queren Bauchmuskel. Achten Sie dabei unbedingt darauf, nicht zu pressen. Atmen Sie fließend. Gerne dürfen Sie mit Ihren Fingern den Bauchnabel dabei unterstützen, indem Sie in die Richtung streichen, in die der Nabel wandern soll.

Mit diesen Schritten können Sie selbst überprüfen, ob Sie den Muskel richtig aktivieren können:

- Legen Sie sich auf den Rücken und stellen Sie Ihre Beine auf.
- Gleiten Sie mit Ihren Fingern sanft, ohne stark zu drücken, von oben an Ihren Beckenknochen entlang in das Gewebe hinein.
- Aktivieren Sie den Transversus mit der Ausatmung auf „SCHHH". Spüren Sie einen Muskel, der von unten gegen Ihre Finger schiebt? Dann haben Sie den Muskel erwischt.

Im letzten Teil der Übung werden die unteren und oberen schrägen Bauchmuskeln aktiviert, indem die Rippen schmal gemacht werden.

So geht's:

- Ziehen Sie die Rippenbögen zusammen, unterstützen Sie diesen Vorgang mit einem sanften „HAAAA" und stellen Sie sich vor, dass ein Luftballon langsam die Luft verliert.

Durch diese Aktivierung werden die inneren und äußeren schrägen Bauchmuskeln in der Tiefe zusammengezogen. Auch diesen Vorgang können Sie durch sanfte Streichbewegungen über die Rippenbögen hin zur Mitte haptisch unterstützen. Oft erscheint unter dem Rippenbogen eine kleine Mulde. Daran erkennen Sie dann, dass Sie die Übung korrekt ausgeführt haben.

Nun werden die beiden Aktivierungen miteinander verbunden.

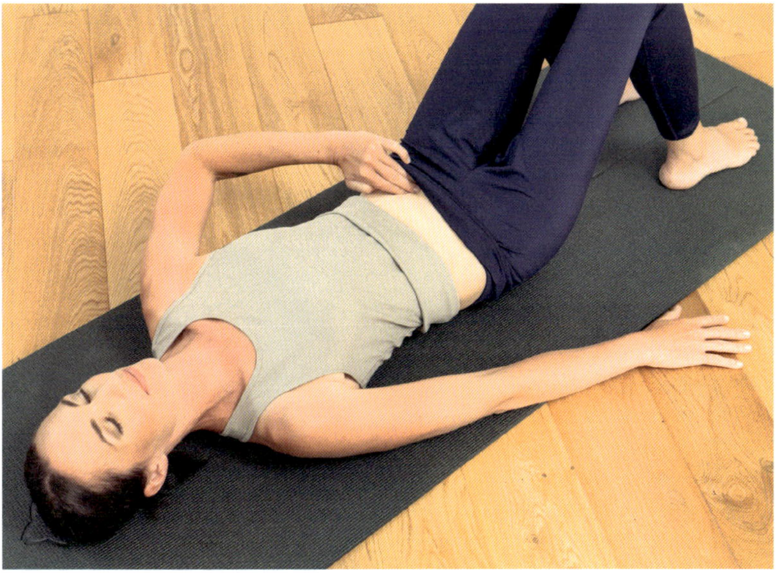

Kontrollieren Sie, ob Sie Ihren Transversus auch wirklich „erwischt" haben.

So geht's:

- Aktivieren Sie mit der Ausatmung auf „SCHHHH" den Transversus, halten die Spannung und setzen mit „HAAAA" ein.
- Nutzen Sie die gesamte Länge der Ausatmung für diesen Vorgang.
- Am besten üben Sie vor dem Spiegel. So sehen Sie dann auch, ob Sie die Übungen korrekt ausführen.
- Ganz wichtig ist, dass der Transversus aktiv gehalten bleibt, wenn Sie mit der Aktivierung der schrägen Bauchmuskeln mit einem „HAAAA" einsetzen.
- Achten Sie unbedingt auch hier wieder darauf, am Ende nicht zu pressen. Atmen Sie fließend weiter.

Hohlkreuz

Der Beckenboden hilft, das Becken in der richtigen Position zu halten. Ist der Beckenboden geschwächt, kippt das Becken nach vorne und es entsteht das sogenannte „Hohlkreuz".

Bei einem Hohlkreuz handelt es sich meist um ein muskuläres Ungleichgewicht im Lendenwirbel- und Hüftbereich. Eine gute Bauchmuskulatur kann dem Hohlkreuz entgegenwirken. Davon profitiert dann auch der Beckenboden. Korrigieren Sie daher im Alltag immer wieder Ihre Haltung.

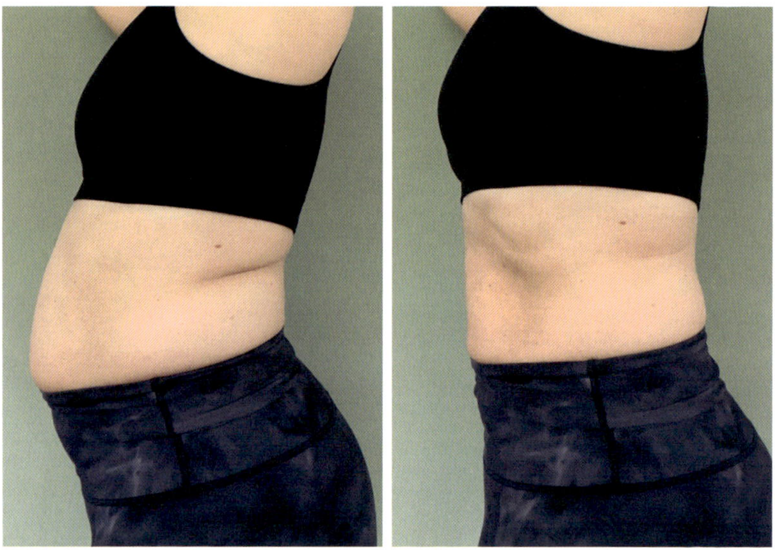

Ein Hohlkreuz bedeutet automatisch auch fehlende Körperspannung. Bei aktiver Körperspannung verschwindet das Hohlkreuz und der Beckenboden, sowie die Rumpfmuskulatur können ihre Arbeit machen.

Gut zu **wissen**

Es kann sein, dass sich Ihr Rippenbogen während der Schwangerschaft verändert hat. Eine Schwangerschaft hat viele Auswirkungen auf den Körper und auch der Rippenbogen kann sich während der Schwangerschaft verändern. Kleine Frauen mit kurzem Rumpf beispielsweise neigen dazu, in den Rippenbögen eine stärkere Dehnbarkeit zu entwickeln, als große Frauen mit einem längeren Rumpf. Gerade im letzten Trimester benötigt das Baby mehr Platz, die Rippen müssen dann weichen. Diese Stellung bleibt nach der Geburt bei manchen Frauen bestehen und dies kann durchaus Auswirkungen auf die Funktion des Körpers haben: Das Zwerchfell verliert an Mobilität und die Bauchmuskeln an Funktionalität, denn beide setzen an den Rippenbögen an. Aus diesem Grund kann Ihnen die Aktivierung der schrägen Bauchmuskeln vielleicht etwas erschwert vorkommen. Achten Sie daher unbedingt auf eine gute 360-Grad-Atmung. Mit Ihren flachen Händen können Sie den Brustkorb bei der Ausatmung und das Zusammenziehen der Rippen unterstützen.

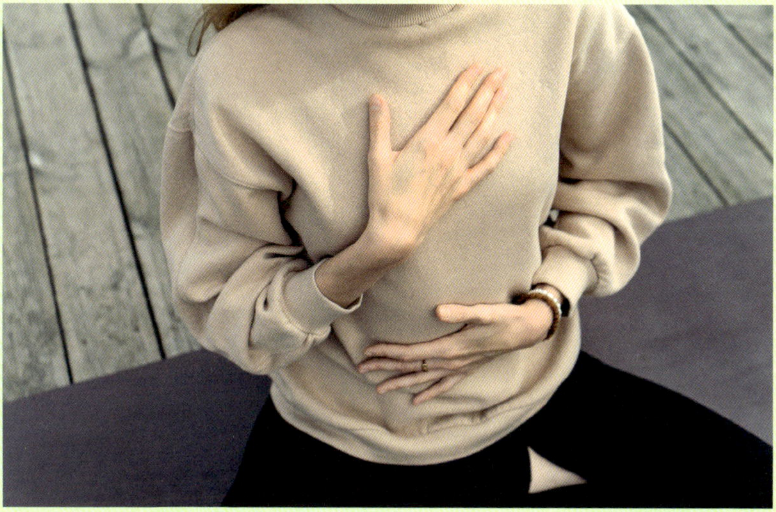

Gesamt-Kombination von Beckenboden, Transversus und den unteren und oberen schrägen Bauchmuskeln

Beherrschen Sie nun jede einzelne Aktivierung, dann sind Sie bereit für den nächsten Schritt: Jetzt verbinden wir alle drei Aktivierungen in einer Ausatmung miteinander. Ihr Atem muss dafür in drei gleich lange Teile eingeteilt werden.

So geht's:

- Atmen Sie tief ein mit der 360-Grad-Atmung.
- Atmen Sie aus und aktivieren Sie Ihren Beckenboden auf „ICHHH".
- Aktivieren Sie den tiefen Korsettmuskel Transversus auf „SCHHHH".
- Aktivieren Sie die schrägen Bauchmuskeln auf „HAAAA".

Den Beckenboden halten Sie weiterhin aktiv, während Sie mit dem Transversus einsetzen. Beckenboden und Transversus bleiben aktiviert, wenn die schrägen Bauchmuskeln mit dazukommen.

Teilen Sie sich Ihren Atem dafür gut ein und denken Sie daran, nicht zu pressen. Atmen Sie fließend ein und aus und entspannen Sie während der Einatmung auch immer die gesamten Muskeln mit einer tiefen 360-Grad-Atmung, damit Sie wieder die komplette Ausatmung zum Spannungsaufbau zur Verfügung haben.

Wiederholen Sie diese Aktivierungen so lange, bis Sie sich sicher sind, dass Sie diese korrekt ausführen.

Dranbleiben: Bauen Sie diese Aktivierungen nun so oft wie möglich in Ihren Tagesablauf ein, zum Beispiel beim Kochen, beim Zähneputzen oder im Supermarkt an der Kasse. Immer wieder setzten Sie Ihren Muskeln so bewusst Impulse. Impulse, die den Muskeln zeigen, in welche Richtung diese sich zu bewegen haben. Erst wenn diese Atemaktivierung gut funktioniert, Sie die Muskeln gut ansteuern können und in einer Gesamt-Kombination halten können, erst dann beginnen Sie mit dem Übungsteil. Denn für alle Übungen ist diese Atem-Aktivierung nun Grundvoraussetzung!

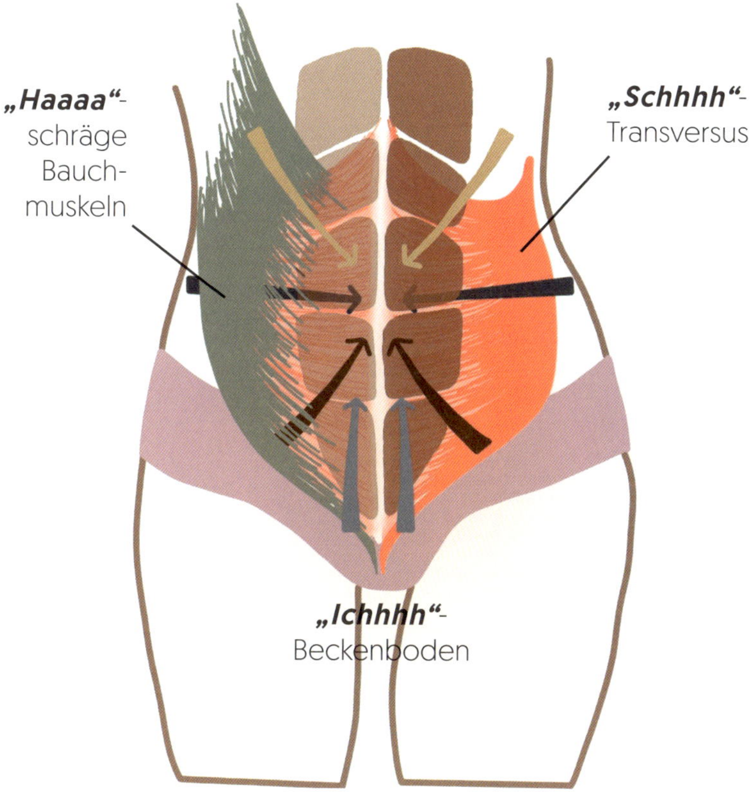

Jede Muskel-Aktivierung wird mit einem eigenen Laut unterstützt.

Bauchmassage

Eine weitere sinnvolle Ergänzung zu Ihren Übungseinheiten ist die Bauchmassage. Ziel der Therapie ist es, den Muskeln und dem Bindegewebe eine neue Richtung zu weisen. Sie sollen ihre Position verändern. Dies können Sie besser tun, wenn sie gut durchblutet und nachgiebig sind. Verklebungen im Gewebe halten die Muskeln und die Faszien in ihrer Position fest und blockieren dadurch eine Veränderung. Eine Bauchmassage regt die Durchblutung an und löst Verklebungen im Gewebe.

Vorbereitung der Massage:

- Legen Sie sich bequem auf den Rücken, mit aufgestellten Beinen.
- Unterstützen Sie den unteren Rücken eventuell, indem Sie ein kleines Kissen unterlegen.
- Nutzen Sie ein Öl für die Massage.
- Atmen Sie während der Massage ganz entspannt und halten Sie nicht die Luft an.

Durchführung der Massage:

1. Nehmen Sie eine kleine Hautrolle unterhalb Ihres Bauchnabels und massieren oder rollen Sie diese von unten nach oben. So massieren Sie den gesamten Bauch von links nach rechts durch. **(1)**
2. Greifen Sie mit beiden Händen links in Ihre Taille und ziehen Sie Ihre Flanke von dort aus in Richtung Bauchmitte. **(2)**
3. Das Gleiche machen Sie nun von der rechten Seite aus.
4. Legen Sie nun die rechte Hand in die linke Flanke und die linke Hand in die rechte Flanke. Streichen sie gleichzeitig von außen nach innen. Dabei ziehen Sie Ihre Bauchmuskelstränge aufeinander zu. **(3)**
5. Wiederholen Sie jeden Durchgang 2–3 Mal.

1.

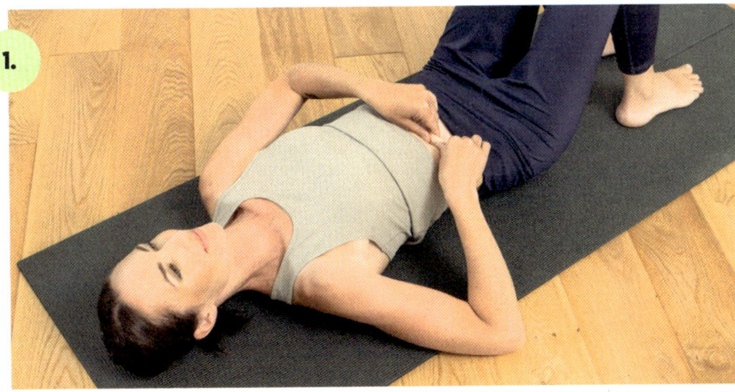

2.

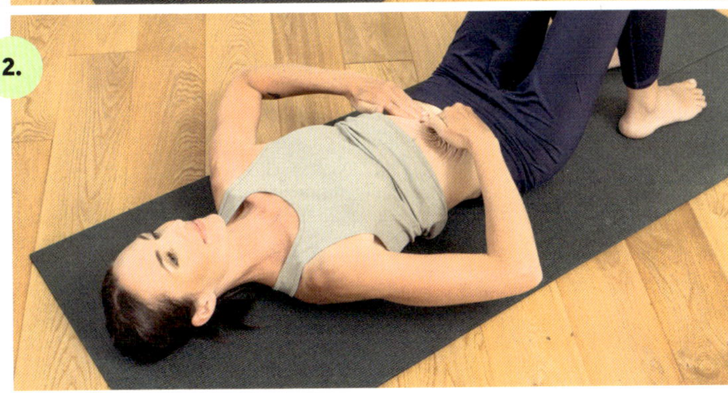

3.

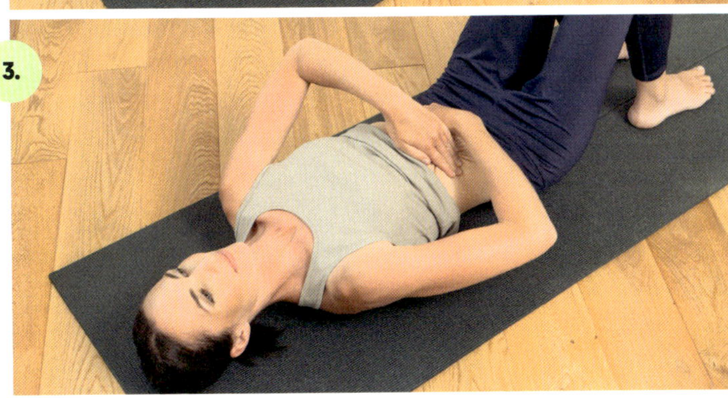

Auf die richtige **Ernährung** kommt es an

Bei Verletzungen, Wunden oder Entzündungen, setzt unser Organismus auf Selbstheilungskräfte. Dass unser Körper durch bestimmte Lebensmittel diese Kräfte freisetzen kann, ist nicht von der Hand zu weisen. Aber welche Lebensmittel sind bei einer Rektusdiastase eher schädlich und welche eher förderlich?

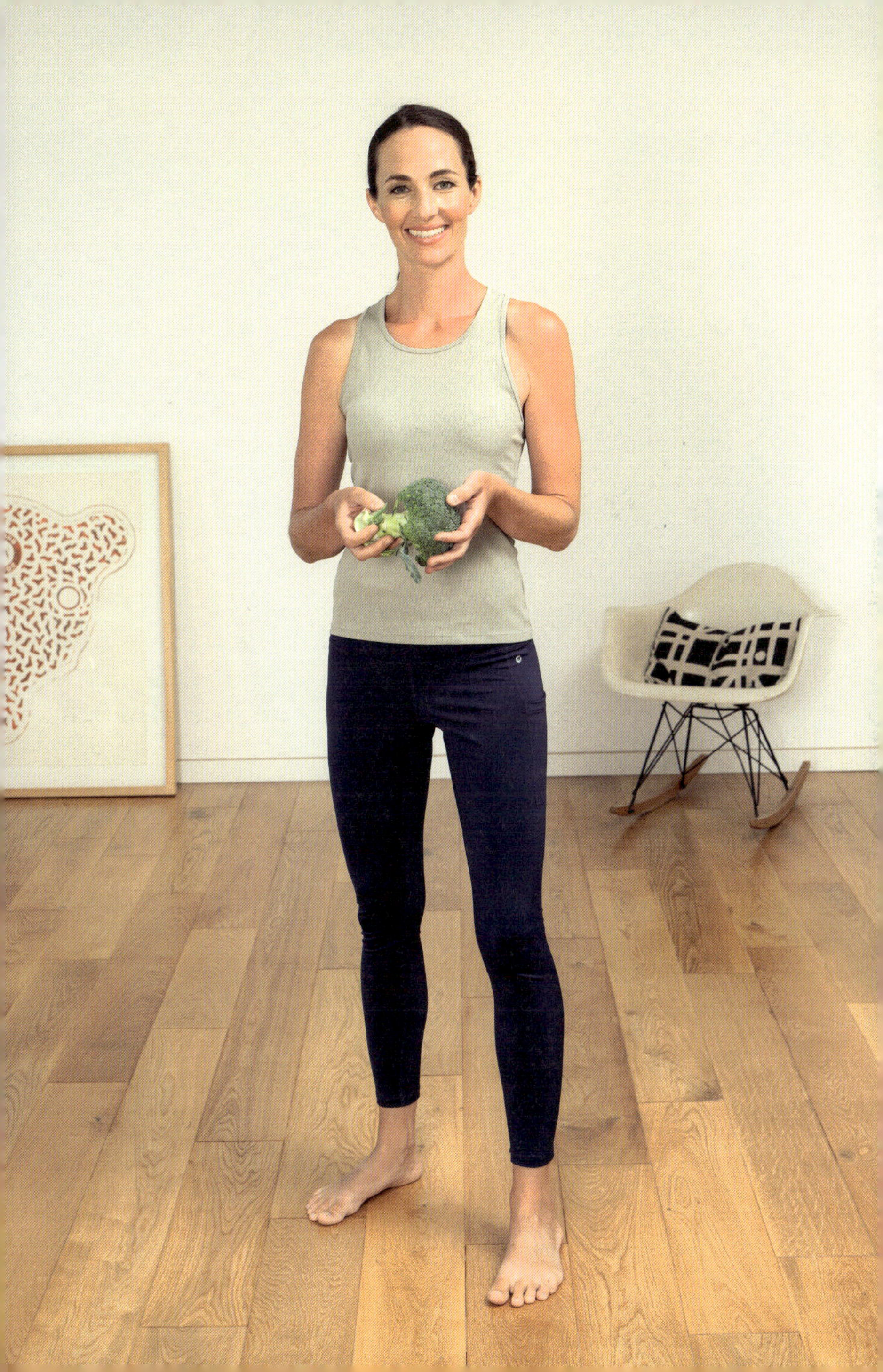

Nicht vergessen – **richtig essen**

Die richtige Ernährung bei einer Rektusdiastase ist genauso wichtig, wie der Trainingsplan und das Alltagsverhalten. Wenn es nämlich um Heilprozesse im Körper geht, ist es wichtig, den Menschen ganzheitlich zu betrachten, so auch bei einer Rektusdiastase.

Den größten Anteil zur Schließung einer Rektusdiastase nehmen das spezielle Trainingsprogramm und die therapeutischen Maßnahmen ein. Doch spielt bei einer ganzheitlichen Therapie auch die Ernährungsweise eine wichtige Rolle.

Um den Körper optimal beim Heilprozess seines Bindegewebes zu unterstützen, heißt es gezielt die richtigen Lebensmittel und damit die richtigen Nährstoffe zuzuführen.

Allen voran hat das **Vitamin C** unter den Vitaminen hier eine große Schlüsselrolle. Vitamin C ist ein wichtiges Antioxidans. Es fängt freie Radikale ab und macht sie unschädlich. Denn freie Radikale schädigen Zellen und Gewebe. Indem sich Vitamin C mit Eiweiß und anderen Substanzen zu Kollagenfasern verbindet, kräftigt es das Bindegewebe. Da Narbengewebe ebenfalls aus Kollagen besteht, ist Vitamin C für die Wundheilung sehr bedeutend.

Eine wichtige Rolle spielen außerdem die Flavonoide. Das sind Pflanzenstoffe, die in Vitamin-C-reichem Obst und Gemüse vorkommen. Wir müssen sie mit der Nahrung aufnehmen, da der Körper sie nicht selbst produzieren kann.

Erkennen lassen sich Flavonoide an gelben, roten, grünen und blauen Färbungen. Sie kommen zum Beispiel in Brokkoli, Paprika, Aubergine, Karotte, Rotkohl, Grünkohl, Erdbeeren, Bärlauch, Petersilie, Trauben, Erdbeeren, Zitrone oder Grapefruit vor. Sie haben die Eigenschaft, Bindegewebe zu reparieren, indem sie die Kollagen-Produktion unterstützen. Wichtig ist hier, Obst und Gemüse aus biologischer Landwirtschaft zu konsumieren. So können die Lebensmittel samt Schale verzehrt werden, denn in dieser sitzt oftmals der größte Anteil an Flavonoiden.

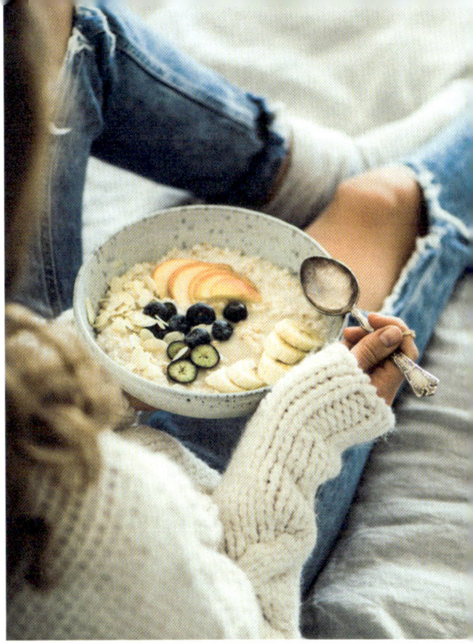

Mit dem richtigen Essen kann der Erfolg verbessert werden.

Vitamin C ist hitzeempfindlich. Aus diesem Grund sollten diese Lebensmittel wenn möglich roh oder dampfgegart verzehrt werden.

Ebenfalls eine wichtige Rolle in der Heilungsphase spielt das **Vitamin E.** Ein gesunder Vitamin-E-Spiegel im Körper unterstützt ebenfalls die Kollagenproduktion und die Wundheilung. Vitamin E finden Sie in kaltgepresstem Weizenkeimöl oder kaltgepresstem Olivenöl in hochwertiger Qualität und in Samen, Nüssen, Avocado, Spargel, Spinat und Eiern aus biologischer Landwirtschaft.

Zu guter Letzt sollten wir auch dem **Vitamin D** besondere Aufmerksamkeit schenken. Dank seiner entzündungshemmenden Wirkung unterstützt es den Körper bei der Wundheilung. Dieses Vitamin können wir leider nicht nennenswert über Lebensmittel zuführen. Auch sind wir in unseren Breitengraden zu wenig der Sonneneinstrahlung ausgesetzt, die es braucht, damit unser Körper ausreichend Vitamin D produzieren könnte.

Mein Tipp: Lassen Sie Ihren Vitamin-D-Wert in der Apotheke oder bei Ihrem Hausarzt bestimmen und füllen Sie diesen Wert mit einem guten Vitamin-D-Präparat auf ein gesundes Maß auf.

Vitamit D ist unumgänglich. Sie erhalten es in der Apotheke in verschiedenen Formen.

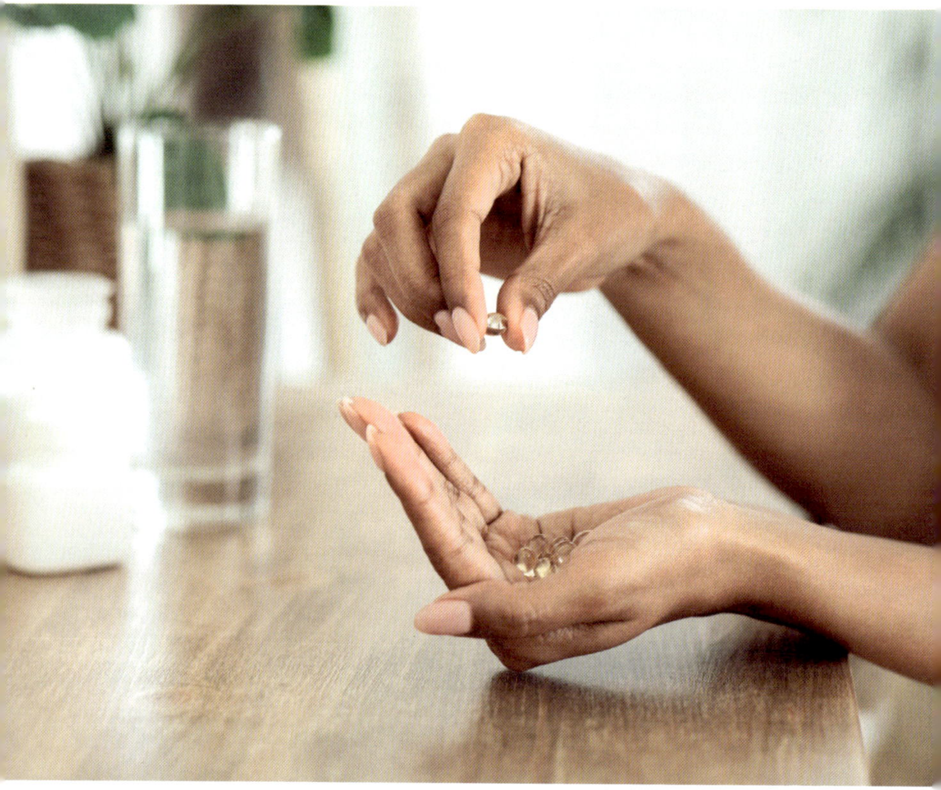

Neben den Vitaminen gibt es auch noch Mikronährstoffe, die zur Heilung beitragen. Allen voran sind hier **Zink, Eisen und Silizium** zu nennen. Diese Nährstoffe unterstützen den Heilungsprozess dank ihrer entzündungshemmenden Wirkung, der Förderung von Zellbildung und der Beteiligung bei der Zusammenfügung von Kollagenfasern.

Zink, Eisen und Silizium kommen verstärkt in Vollkornprodukten, Hirse, Haferflocken, Eiern aus biologischer Landwirtschaft, Rindfleisch und Innereien aus biologischer Landwirtschaft, Hülsenfrüchten, Samen, Nüssen, Wildkräutern und grünem Blattgemüse vor.

Auch hochwertige gesunde **Fette** sind für die Heilung der Rektusdiastase unverzichtbar und sogar unbedingt notwendig, wenn es um den Gewebeaufbau geht. Ein Mangel an Fett führt u.a. zu schlechter Wundheilung. Dank Fett werden wichtige Vitamine, wie E, D, K und A, im Körper gelöst.

Besonders die Omega-3-Fettsäuren aus Kaltwasserfischen, frisch geknackten Walnüssen, aus kaltgepresstem Leinöl oder aus Algenöl sind Fettsäuren, die gegen eine Entzündung arbeiten.

Fügen Sie jeder Mahlzeit außerdem ein gutes **Eiweiß** hinzu. Eine ausreichende Eiweiß-Zufuhr sowohl aus tierischen als auch aus pflanzlichen Lebensmitteln ist während der Rektusdiastase-Therapie ebenfalls wichtig, schließlich besteht unser Bindegewebe aus Kollagenfasern, welche wiederum aus Aminosäuren bestehen. Und Aminosäuren bilden im Körper u.a. Gewebe und Muskulatur. Gute Eiweiß-Quellen sind z.B. Wildfisch, Wildfleisch, Eier aus biologischer Landwirtschaft, Hülsenfrüchte, Pseudogetreide, Shiitake, Nüsse und Fleisch von Weidetieren aus biologischer Landwirtschaft.

Letztlich ist es ein Zusammenspiel von bestimmten Vitaminen, Mikronährstoffen, Eiweißen, gesundem Fett, ausreichendem Trinkverhalten und – ganz wichtig – dem Essverhalten an sich: Meiden Sie verarbeitete, raffinierte und gentechnisch veränderte Lebensmittel ebenso wie entzündungsfördernde Stoffe wie Zucker, Alkohol und Nikotin. Diese Stoffe sind Nährgifte und können die Heilung Ihres Bindegewebes beeinträchtigen. Mit einer vitalstoffreichen, vollwertigen, pflanzenbasierten und natürlichen Ernährungsweise in biologischer, möglichst saisonaler Qualität, unterstützen Sie Ihren Körper bei der Heilung der Rektusdiastase.

Kombinieren Sie richtig

Mit der Art, wie wir essen, in welcher Reihenfolge wir essen und welche Lebensmittel wir kombinieren, können wir zusätzlich den Heilprozess der Rektusdiastase unterstützen.

In der Therapiephase ist es hilfreich, Blähungen im Verdauungstrakt zu vermeiden, um den inneren Druck auf die Bauchspalte nicht zusätzlich zu verstärken. Ein geblähter Darm nimmt noch mehr Raum ein und erhöht dadurch den abdominalen Druck auf die geschwächte Bindegewebsplatte.

Essen Sie daher in Ruhe, kauen Sie langsam und gründlich, um einem Blähbauch und spätere Blähungen vorzubeugen. Dadurch schlucken Sie weniger Luft beim Essen, und Sie helfen Ihrem Magen-Darm-Trakt effektiv bei der Verdauung. So bleibt Ihr Bauch automatisch flach und unerwünschte Blähungen bleiben aus.

Ich empfehle Ihnen zusätzlich ein kleines Ernährungs-Tagebuch zu schreiben. Das schult Ihre Achtsamkeit beim Essen und kann dabei helfen, blähende Lebensmittel schneller ausfindig zu machen – dann können Sie testen, ob ein Verzicht dieser Lebensmittel zu einer Verbesserung führt.

Die richtige Lebensmittelreihenfolge bei unserer Nahrungsaufnahme ist ein weiterer wichtiger Faktor bei der Vermeidung von Blähungen.

Es ist hilfreich, zuerst leicht verdauliche Speisen zu essen. Je wasserhaltiger das Lebensmittel ist, desto schneller hat es den Darm verlassen. Es gilt, das lange Liegen des Nahrungsbreis im Darm zu vermeiden. Denn das lockt Fäulnisbakterien im Darm an, die wiederum für die Gasbildung und damit für Blähungen verantwortlich sind.

Luft im **Darm**

Blähende Lebensmittel können zum Beispiel sein:

- Kohl
- Zwiebelgewächse
- Spargel
- Chicorée
- Hülsenfrüchte in falscher Zubereitung
- Erbsen
- unreifes oder überreifes Obst
- zuckerreiches Obst in großen Mengen
- Fastfood
- Milchprodukte bei Unverträglichkeiten
- Fertiggerichte mit Zusatzstoffen

Achten Sie darauf, nicht direkt vor und nach dem Essen zu trinken, um eine gute Verdauung und damit eine gute Nährstoffaufnahme zu unterstützen.

Belasten Sie Ihren Darm nicht unnötig

Rohkost ist sehr gesund, denn damit können Sie die volle Nährstoffvielfalt aufnehmen. Es gibt jedoch Menschen, die sich mit dem Verdauen des Salates am Abend schwertun. Rohkost braucht eine starke Verdauungsleistung. Diese ist am Abend bei vielen Menschen nicht gegeben und es kann zu Blähungen kommen. Hier ist es wichtig, leicht Verdauliches zu uns zu nehmen, z.B. eine Suppe. Daher ist meine Empfehlung an Sie, die Rohkost besser tagsüber zu essen.

Auch bei der Wahl Ihrer Getränke sollten Sie vorsichtig sein. Wussten Sie, dass Wasser mit Kohlensäure und andere kohlensäurehaltige Getränke blähen können? Daher stellen Sie doch einfach auf Tee oder stilles Wasser um. Dann sind sie auf jeden Fall auf der sicheren Seite!

Das macht Ihrem **Darm zu schaffen**

Folgende Lebensmittel-Kombinationen können Ihre Verdauung unnötig belasten:

- Süße oder getrocknete Früchte in Verbindung mit säurehaltigem Obst
- Süße oder getrocknete Früchte in Verbindung mit Nüssen oder Samen
- Süße oder getrocknete Früchte in Verbindung mit stark eiweißhaltigen Lebensmitteln (z. B. Quark, Käse, etc.)
- Frische oder getrocknete Früchte als Nachspeise
- Getreide in Verbindung mit Fleisch
- Getreide in Verbindung mit Obst (z. B. Marmeladenbrot)
- Fleisch, Fisch und Ei in einer Mahlzeit
- Sehr kalte Lebensmittel mit warmen Lebensmitteln
- Fertiggerichte mit Zusatzstoffen

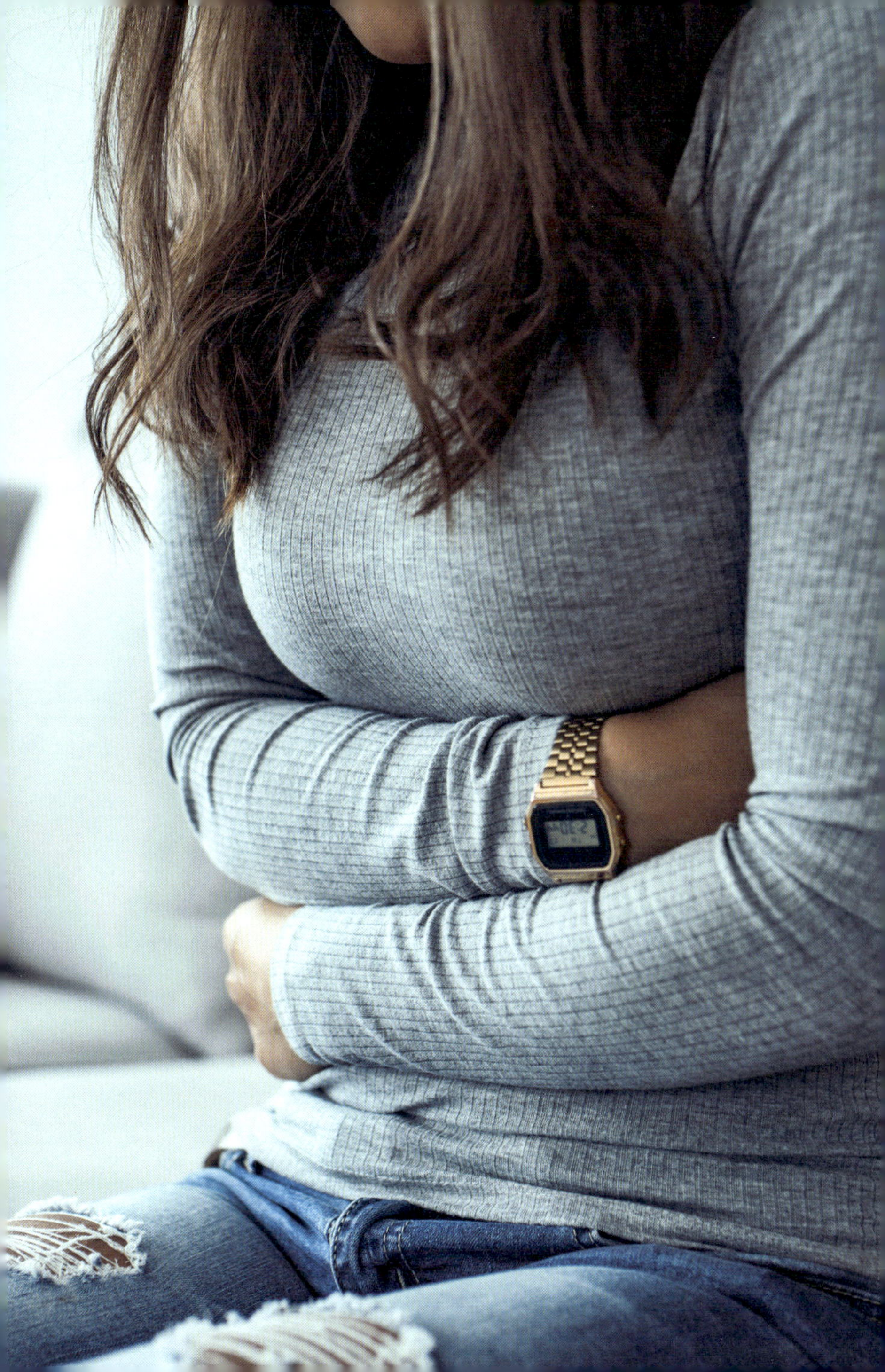

Ihr **Rektus-diastase-Kurs** für zu Hause

Selbstmotivation ist eine enorm wichtige Eigenschaft. Wenn Sie fähig sind, sich selbst zu motivieren, werden Sie Ihr Ziel erreichen. Seien Sie Ihr eigener Motivator, dann verspüren Sie auch mehr Freude bei der Durchführung der Übungen und können nach jeder vollzogenen Übung und nach jedem Fortschritt stolz auf sich selbst sein.

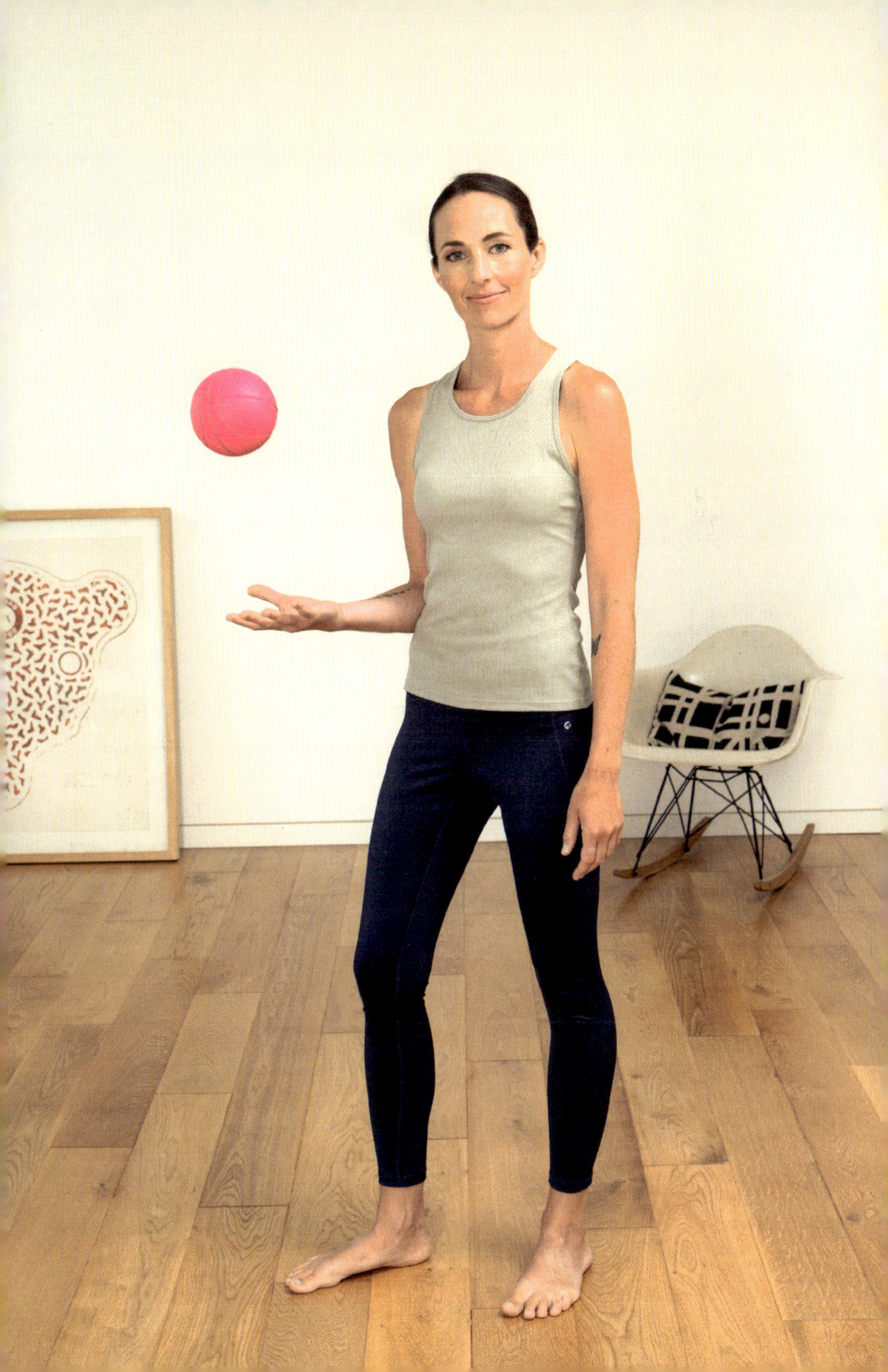

Starten Sie **durch**

Sie sind so weit. Sie haben Ihre Diastase getastet und die Messung festgehalten. Sie haben alle wichtigen Informationen über Ihre Rektusdiastase erhalten, können Ihren Beckenboden und Ihre Rumpfmuskulatur in Verbindung mit der Atmung und den dazugehörigen Lauten aktivieren. Über die Ernährungsumstellung in Verbindung mit dem Trainingsplan wissen Sie Bescheid und somit steht einem Beginn der Übungseinheiten nichts mehr im Weg. Starten Sie am besten gleich so schnell wie möglich in Ihre erste Übungs-Woche.

Während der Therapiephase sollten Sie unbedingt konsequent Ihre Übungen durchführen. Sie sollten Ihren Trainingsplan so strikt wie nur möglich einhalten. Diese Therapie erfordert nicht viel Zeit fürs Training, jedoch eine konsequente Regelmäßigkeit. Diese ist für Ihre Zielerreichung absolut notwendig. Suchen Sie sich einen Zeitpunkt in Ihrem Tagesablauf, in den die Übungen gut hineinpassen, damit sie zur Gewohnheit werden – wie das Zähneputzen am Morgen und am Abend. Nur mit konsequenter Regelmäßigkeit kann diese Therapie auch Wirkung zeigen.

Durchführung der Übungen

Die Ausführung der Übung, und somit der aktive körperliche Teil, geschieht nun immer in Verbindung mit dem Laut „HAAA“. Das heißt, bei „ICHHH“ und „SCHHH“ bauen Sie die Spannung auf und bei „HAAA“

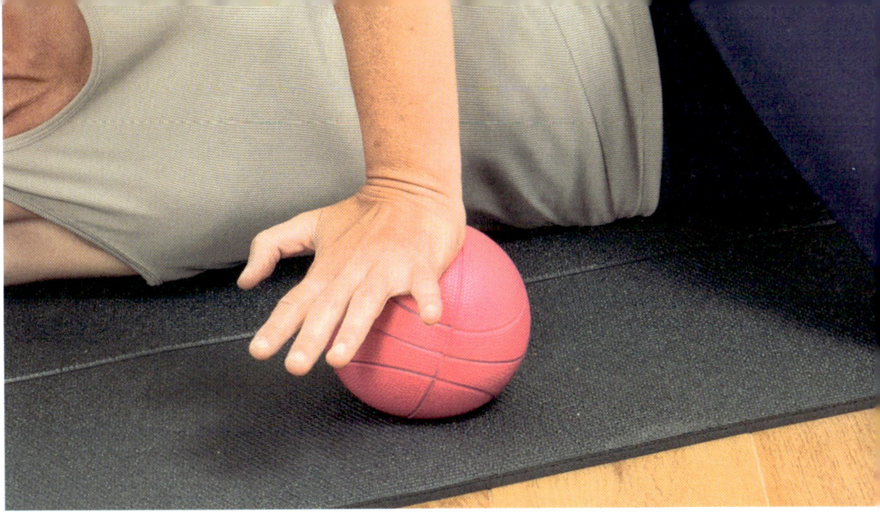

Ein kleiner Softball ist der perfekte Unterstützer für Ihre Übungen. Bauen Sie den Druck immer mit dem Handballen auf.

schmälern Sie die Rippen **und** führen zeitgleich die Übung durch. Während der Durchführung der Übungen sollten Sie immer einen angenehm leichten Zug in Ihren Bauchmuskeln spüren.

Denken Sie auch daran, Ihre Atmung in gleiche Teile einzuteilen, damit Sie für Ihren Übungsteil noch genügend Atem haben und der aktive Teil nicht zu kurz kommt. Vermeiden Sie jegliche Form von „Pressen“ am Ende der Übung. Lösen Sie die Übung lieber mit der Einatmung wieder auf und beginnen Sie erneut.

Achten Sie darauf, dass Ihre Schultern, Ihr Hals und Ihr Mundraum jederzeit locker sind und Sie nicht verkrampfen.

Sie starten langsam, mit ganz einfachen Übungen, und steigern sich dann von Woche zu Woche.

Das brauchen Sie

Lediglich zwei kleine Softbälle mit einem Durchmesser von ca. 20 cm, eine Matte oder eine Decke, auf der Sie gemütlich liegen, sowie ein Stuhl mit harter Sitzfläche, auf dem Sie aufrecht und gut sitzen, werden benötigt.

So trainieren Sie

Die Trainingstage können Sie frei wählen und auch mal hin und her schieben. Wichtig ist, dass immer ein Regenerationstag zwischen den Trainingstagen liegt. Gönnen Sie sich und Ihrem Körper Pausen. Ihre Muskeln benötigen Zeit, um sich zu regenerieren und zu entspannen. Führen Sie jede dieser Übungen zum Beispiel montags, mittwochs und freitags zweimal täglich durch. An den restlichen Tagen gönnen Sie Ihren Muskeln dann eine Pause – geben Sie ihnen die Gelegenheit zu wachsen. Um in die nächste Woche zu starten, müssen Sie nicht zwingend die letzte Stufe der Trainingswoche erreicht haben.

Sie können auch im laufenden Training noch die Endstufe der vorherigen Übung erreichen. Wenn Sie bei den Übungen feststellen, dass Ihnen auf einer Seite die Durchführung schwerer fällt, als auf der anderen, dann trainieren Sie bitte diese Seite doppelt so oft. Es handelt sich um Ihre schwächere Seite, die muskulär auf den gleichen Stand der stärkeren Körperseite gebracht werden muss.

Die Bauchmassage nicht vergessen

Die Bauchmassage führen Sie ein- bis zweimal täglich an Ihren Übungstagen ergänzend zu den Übungen durch.

Langsamer geht immer

Sie arbeiten stets in Ihrem eigenen Tempo. Die Übungen sind in Trainingswochen eingeteilt. Sie können jede Woche verlängern, wenn Sie für den Wechsel noch nicht bereit sind. Wechseln Sie die Stufe bitte erst, wenn Sie sich mit einer Übung sicher und gut fühlen. So arbeiten Sie sich in Ihrem Tempo von Stufe zu Stufe und von Woche zu Woche. Arbeiten Sie jedoch niemals vor, wenn Sie das Gefühl haben, dass es Ihnen zu langsam geht. Denn Achtung: Manchmal ist weniger mehr. Eine gut durchgeführte Übung einer niedrigeren Stufe ist oftmals besser, als eine falsch durchgeführte Übung, für die Ihr Körper noch gar nicht bereit ist.

Woche 1 und 2

Jetzt beginnt Ihr Rektusdiastase-Kurs für zu Hause: Schritt für Schritt, Stufe für Stufe und Woche für Woche.

Stufe 1

- Setzen Sie sich aufrecht auf einen Stuhl. **(1)**
- Die Krone Ihres Kopfes zieht nach oben.
- Ihre Beine sind hüftschmal aufgestellt, die Fußsohlen berühren komplett den Boden und Ihre Handflächen liegen auf Ihren Oberschenkeln auf.
- Mit der Ausatmung aktivieren Sie auf „ICHHH“ den Beckenboden, auf „SCHHH“ ihren Korsettmuskel Transversus und auf „HAAA“ schmälern Sie Ihre Rippen, während sie gleichzeitig mit beiden Handballen sanft Druck auf Ihre Oberschenkel ausüben. **(2)**
- Mit der Einatmung lösen Sie die Anspannung wieder auf.
- Achten Sie unbedingt auf ein stabiles Becken. Die Kraft kommt einzig und allein aus Ihren Bauchmuskeln, nicht aus dem Oberarm.

1.

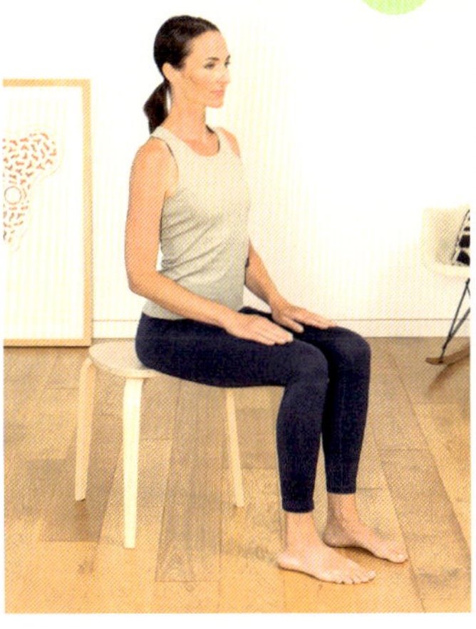

2.

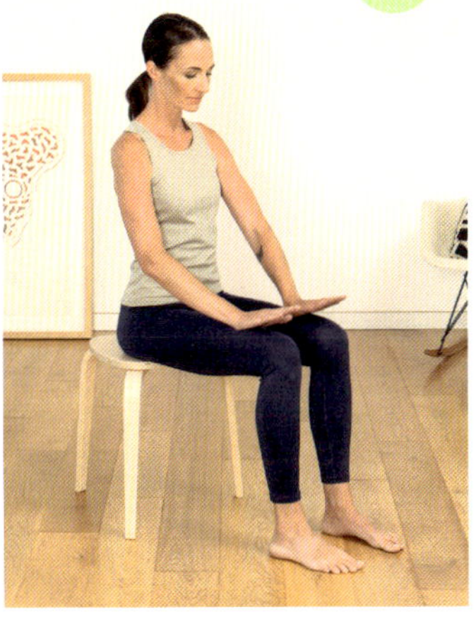

Stufe 2

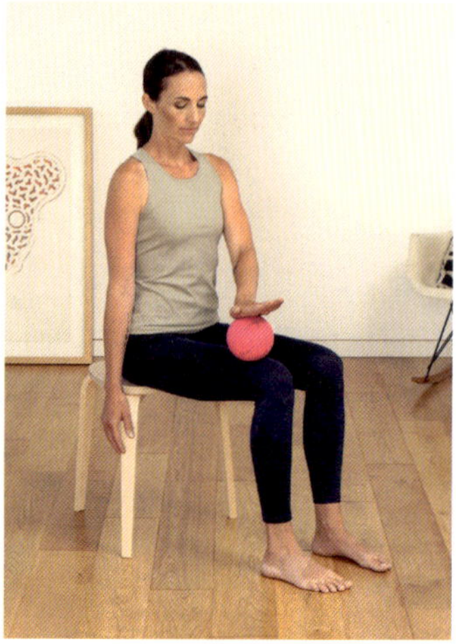

- Setzen Sie sich wieder aufrecht auf einen Stuhl.
- Die Krone Ihres Kopfes zieht dabei nach oben.
- Ihre Beine sind hüftschmal aufgestellt.
- Klemmen Sie sich einen kleinen Ball zwischen Ihren linken Handballen und Ihren rechten Oberschenkel.
- Mit der Ausatmung aktivieren Sie auf „ICHHH" den Beckenboden, auf „SCHHH" ihren Korsettmuskel Transversus und auf „HAAA" schmälern Sie Ihre Rippen, während Sie gleichzeitig sanft Druck auf den Ball aufbauen.
- Mit der Einatmung lösen Sie die Anspannung wieder auf.
- Achten Sie weiterhin auf ein stabiles Becken. Die Kraft kommt einzig und allein aus Ihren Bauchmuskeln.
- Arbeiten Sie in Ihrem Atemrhythmus und wechseln Sie den Ball mit der Einatmung in die andere Hand. Achten Sie darauf, dass Ihr Oberkörper aufrecht und Ihr Becken starr bleibt und Sie sich nicht mit eindrehen.

Stufe 3

- Nehmen Sie zusätzlich noch einen weiteren kleinen Ball zwischen Ihre Knie.
- Während Sie auf „HAAA" die Rippen schmälern und mit der Handfläche auf den Ball drücken, wie in Stufe 2 beschrieben, bauen Sie zusätzlich leichten Druck mit den Knien auf den zweiten Ball auf.

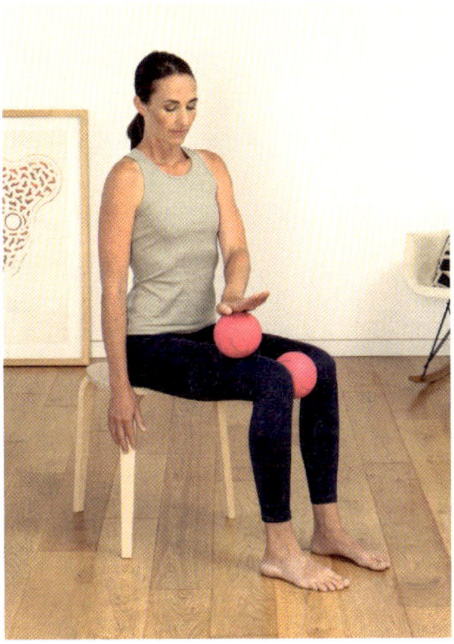

Alternative: Vielen Frauen fällt diese Übung leichter, wenn Sie dabei statt auf einem Stuhl im Schneidersitz auf dem Boden sitzen. Probieren Sie einfach aus, was Ihnen leichter fällt.

Tipp: Diese Übungen sind sehr gut für Frauen in der Schwangerschaft geeignet.

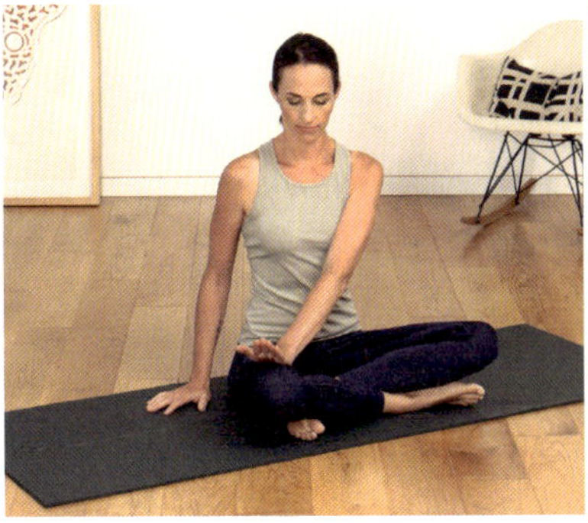

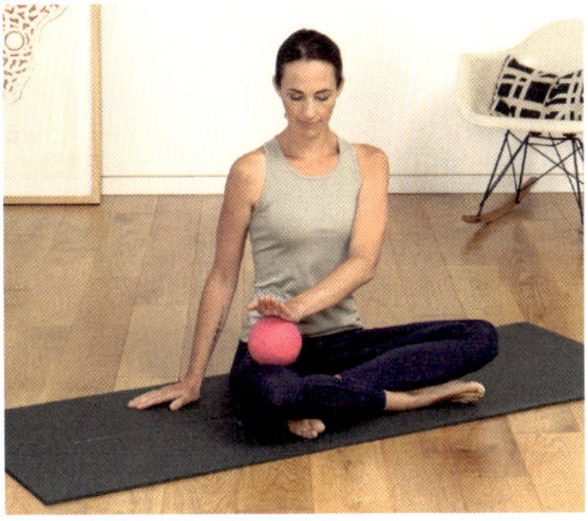

Woche 3 und 4

Bei dieser Übung steigern Sie sich in Ihrem eigenen Rhythmus. Benötigen Sie länger als zwei Wochen, um bei Stufe 4 anzukommen, macht das überhaupt nichts aus. Sie beginnen dann eben etwas zeitverzögert mit der nächsten Einheit.

- Legen Sie sich über die Seite auf den Rücken vor eine freie Wand, stellen Sie Ihre Füße auf der Wand ab und rutschen Sie mit Ihrem Po so weit nach vorne, dass sie zwei rechte Winkel haben: einen zwischen den Unter- und den Oberschenkeln und einen zwischen Oberschenkel und Rumpf. Auch hier aktivieren Sie auf „ICHHH" Ihren Beckenboden, auf „SCHHH" Ihren Korsettmuskel Transversus. **(1)**

1.

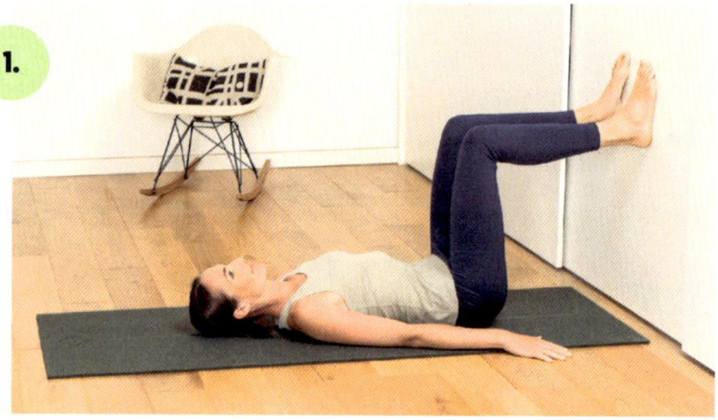

Stufe 1

- Schieben Sie bei „HAAA" Ihre rechte Fußsohle gegen die Wand und heben Sie den linken Fuß von der Wand ab. Durch die Aktivierung Ihres Beckenbodens und des Korsettmuskels schiebt die Fußsohle automatisch gegen die Wand.
- Sie unterstützen diesen Vorgang nur leicht mit der gegenüberliegenden Hand und arbeiten bitte nicht zu viel mit der Oberschenkelmuskulatur. **(2)** Achten Sie auf ein stabiles Becken bei der Ausführung.

2.

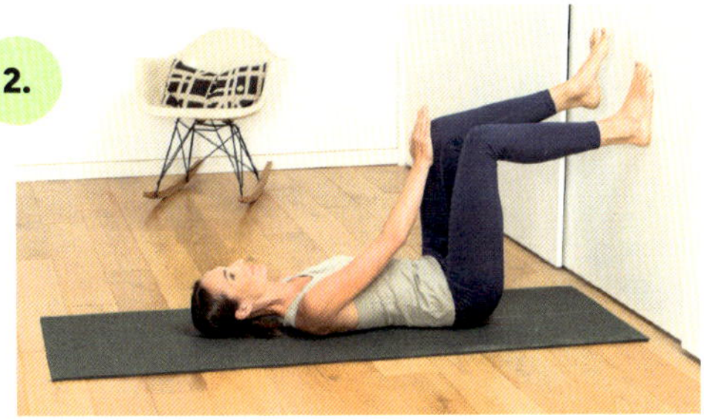

3.

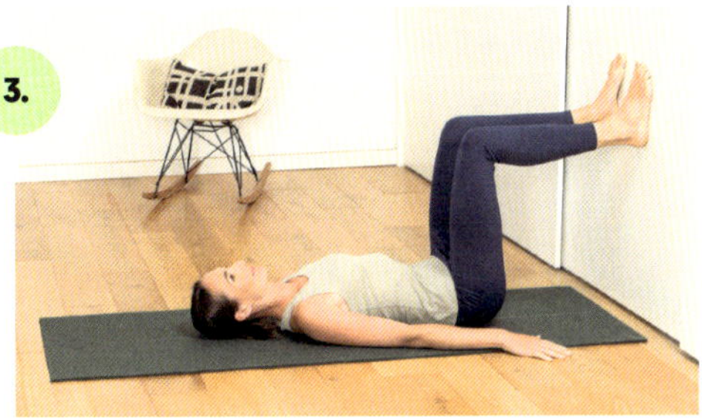

4.

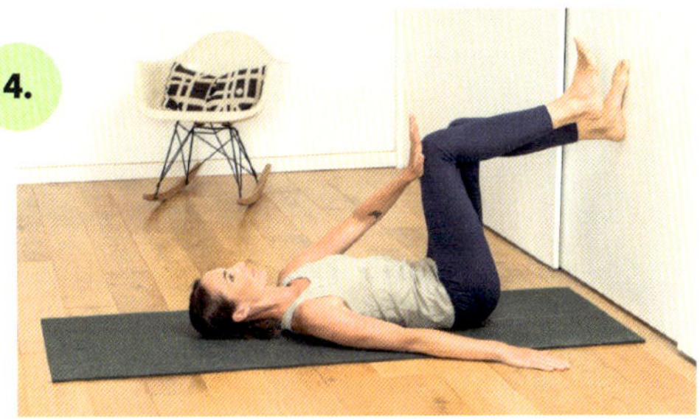

- Mit der Einatmung setzen Sie die linke Fußsohle wieder zurück an die Wand **(3)**, lösen die Aktivierung und starten mit der nächsten Ausatmung in die nächste Runde auf der anderen Seite: Hier bleibt die linke Fußsohle an der Wand und die rechte Fußsohle hebt von der Wand ab.
- Wiederholen Sie diesen Vorgang mehrmals. **(4)**

Stufe 2

- Haben Sie die Koordination der Atmung und der Beine nach einigen Durchgängen verinnerlicht, nehmen Sie wieder Ihren Handballen hinzu und üben Sie mit diesem Druck auf das dazu diagonale Knie aus.
- Mit der Ausatmung aktivieren Sie auf „ICHHH" den Beckenboden, auf „SCHHH" Ihren Korsettmuskel Transversus und auf „HAAA" schmälern Sie Ihre Rippen, während sie gleichzeitig sanft mit dem Handballen diagonal Druck auf das Knie Ihres abgehobenen Knies aufbauen.
- Mit der Einatmung lösen Sie die Anspannung wieder auf.
- Achten Sie auch hier unbedingt auf ein stabiles Becken. Die Kraft kommt hauptsächlich aus Ihren Bauchmuskeln.
- Arbeiten Sie in Ihrem Atemrhythmus, lösen Sie bei jeder Einatmung die Spannung mit der 360-Grad-Atmung auf und wechseln Sie die Seite.
- Spüren Sie den diagonalen Zug? Dann haben Sie die Übung korrekt ausgeführt.

Stufe 3

- Nehmen Sie sich nun zusätzlich einen kleinen Ball zwischen Ihr Knie und Ihre Handfläche. Die restliche Ausführung bleibt gleich. **(5)**

5.

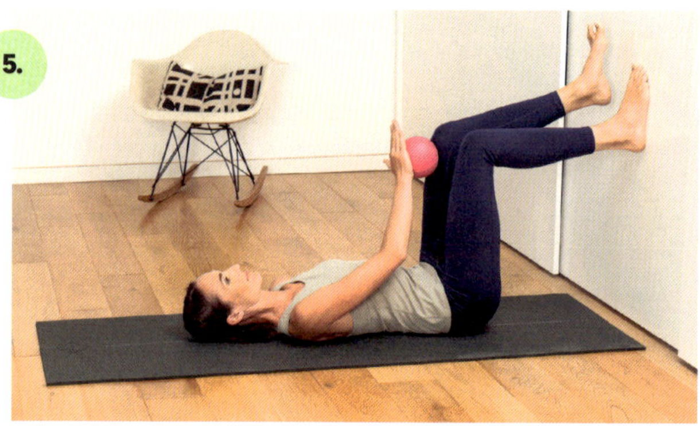

Die **Mischung** macht's

Diese Woche können Sie Ihr Training variieren. Sie mixen die Übungen aus der vorherigen Woche mit den Übungen von dieser Woche. Ganz wie Sie Lust haben und sich mit den Übungen wohlfühlen. Denn nur Übungen, die Ihnen liegen und bei denen Sie ein „gutes Gefühl" haben, also den diagonalen Zug der Bauchmuskeln gut spüren, sind effektiv.

Stufe 4

- Halten Sie die Spannung: Können Sie Stufe 3 problemlos ausführen, dürfen Sie die aufgebaute Spannung nun wieder über zwei bis drei flache Brustatemzüge halten.

Achtung: Diese Übung in der Schwangerschaft bitte nur dann ausüben, wenn Sie noch in Rückenlage liegen können.

Woche 5 und 6

Sie können nun die Übung aus Woche 1 und 2 komplett aus Ihrem Trainingsplan streichen und durch diese Übung in Kombination mit der Übung aus Woche 3 und 4 ergänzen. Führen Sie ab jetzt morgens 2 Übungen mit jeweils 8 Durchgängen durch und das gleiche am Abend.

- Legen Sie sich in Seitenlage, Ihr oberes Knie ist angewinkelt und das untere Bein gestreckt.
- Achten Sie bitte darauf, dass Sie nicht kippen. Versuchen Sie eine gerade Linie von Ohr, Schulter, Becken zu bilden.
- Der kleine Ball liegt vor Ihnen auf Brusthöhe.

1.

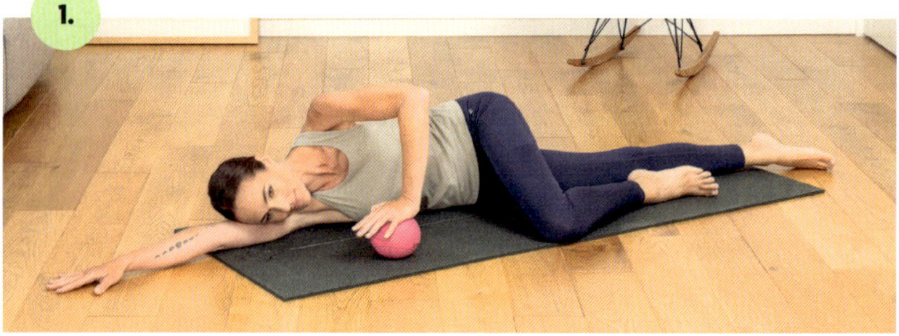

2.

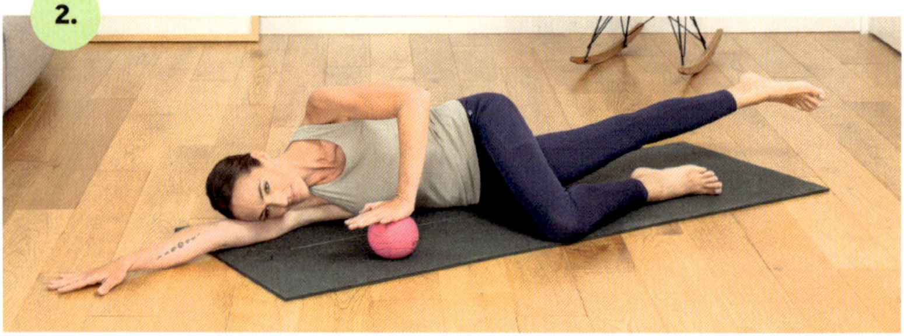

Stufe 1:

- Mit der Ausatmung aktivieren Sie auf „ICHHH" Ihren Beckenboden, auf „SCHHH" Ihren Korsettmuskel und bei „HAAA" drücken Sie mit der Handfläche auf den Ball. **(1)**
- Achten Sie unbedingt darauf, dass Ihr Ellenbogen nicht am Körper anliegt, sondern Richtung Decke zeigt. Nur dann ist die Übung korrekt ausgeführt und Sie spüren den nötigen Zug in Ihren schrägen Bauchmuskeln.

Stufe 2:

- Jetzt kommt das untere Bein noch dazu: Während Sie sanft Druck auf den Ball geben, heben Sie das untere Bein nach oben an. **(2)**

Stufe 3:

- Halten Sie diese Spannung für 2–3 Atemzüge.
- Wenn es Ihnen möglich ist, können Sie Ihr angewinkeltes Knie noch leicht in die Matte schieben.

Führen Sie 8 Wiederholungen auf jeder Seite durch. Arbeiten Sie sich bitte langsam und achtsam und in Ihrem eigenen Tempo von Stufe zu Stufe durch. Wechseln Sie die Stufe erst dann, wenn Sie wirklich so weit sind und Ihnen die aktuelle Stufe angenehm intensiv ist. Fühlen Sie sich noch überfordert mit der Übung, dann können Sie jederzeit wieder eine Stufe nach unten wechseln und hier die Muskulatur weiter aufbauen, bis Sie zum Wechseln bereit sind.

Tipp: Diese Übung können Sie auch während der Schwangerschaft gut durchführen.

Ein kleiner **Motivationsschub** zwischendurch

Ich weiß, es ist schwer, sich allein mehrmals wöchentlich zu motivieren und den inneren Schweinehund zu überwinden. Sie schaffen das! Sie haben ein Ziel vor Augen und hier an dieser Stelle beinahe die Hälfte geschafft. Bestimmt spüren Sie bereits im Alltag die ersten Veränderungen und fühlen sich schon viel stabiler in Ihrer Mitte. Ist das nicht eine tolle Motivation weiterzumachen? Die restlichen Wochen bekommen Sie auch noch hin, da bin ich mir sehr sicher.

Woche 7 und 8

Nun nehmen Sie auch die letzte Übung in Ihr Trainingsprogramm mit auf. Variieren Sie die Übungen so, dass Sie morgens und abends mit 2 Übungen Ihrer Wahl 8 Durchgänge machen.
Begeben Sie sich wieder in Seitenlage. Ziehen Sie dieses Mal beide Knie an. Stützen Sie sich auf dem unteren Arm ab und legen Sie den oberen Arm auf Ihren Körper. **(1)**

Stufe 1:

- Mit der Ausatmung aktivieren Sie auf „ICHHH“ Ihren Beckenboden, auf „SCHHH“ Ihren Korsettmuskel und bei „HAAA“ heben Sie Ihr Becken aus der Körpermitte nach oben. **(2)**
- Mit der Einatmung kommen Sie wieder auf die Matte zurück und lösen die Spannung.

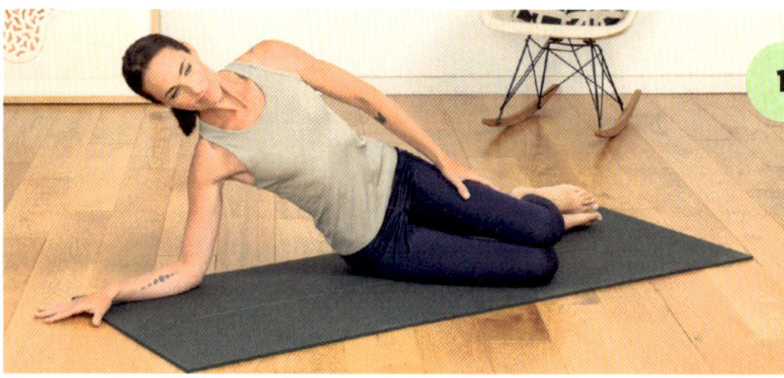

1.

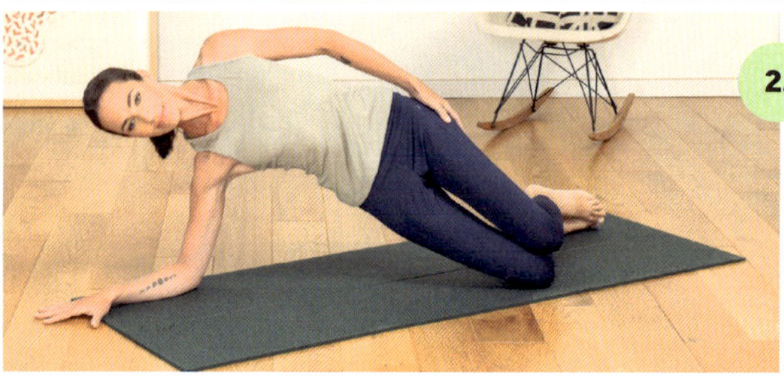

2.

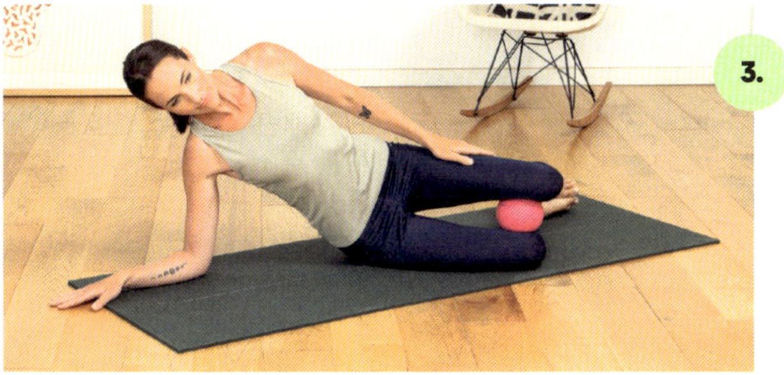

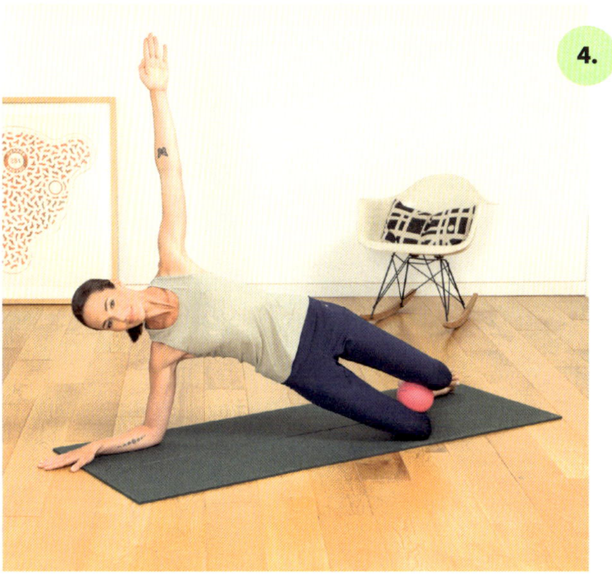

Stufe 2:

- Nehmen Sie sich einen kleinen Ball dazu und klemmen Sie diesen zwischen Ihre Knie. **(3)**
- Heben Sie Ihren oberen Arm mit an und bauen Sie sanft Druck auf den Ball zwischen Ihren Knien auf. **(4)**

Stufe 3:

- Kommen Sie nach oben und bleiben Sie oben.
- Atmen Sie mit einer flachen Brustatmung weiter und führen Sie bei jeder Ausatmung Ihren angehobenen Arm unter Ihren Achseln hindurch. **(5)**
- Kippen Sie dabei nicht nach vorn, sondern achten Sie darauf, dass Ihr Becken stabil bleibt.

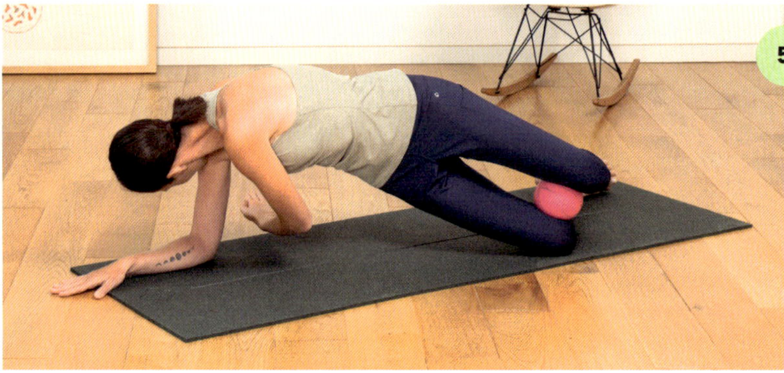

5.

Wechseln Sie nach acht Durchgängen die Seiten. Arbeiten Sie sich langsam und achtsam und in Ihrem eigenen Tempo von Stufe zu Stufe durch. Wechseln Sie die Stufe erst dann, wenn Sie wirklich so weit sind und Ihnen die aktuelle Stufe angenehm intensiv ist. Fühlen Sie sich noch überfordert mit der Übung, dann können Sie jederzeit wieder eine Stufe nach unten wechseln und hier die Muskulatur weiter aufbauen, bis Sie zum Wechseln bereit sind.

Achtung: Diese Übung ist während der Schwangerschaft nur **für sehr durchtrainierte Frauen** geeignet!

Woche 9 bis 12

Stellen Sie sich aus allen Übungen nun Ihre Lieblings-Übungen zusammen. Gefallen Ihnen alle Übungen, dann dürfen Sie natürlich mit allen Übungen variieren. Ab jetzt trainieren Sie mit diesen nämlich noch 4 Wochen weiter. Damit es Ihnen dabei nicht zu langweilig wird, können Sie morgens und abends andere Übungen machen. Die Hauptsache ist, dass sie 8 Durchgänge einer Übung am Morgen und 8 Durchgänge einer Übung am Abend machen. Haben Sie bis jetzt noch nicht die Endstufe einer Übung erreicht, können Sie sich diese auch jetzt innerhalb dieser vierwöchigen Übungsphase erarbeiten. Ganz in Ihrem Tempo.

Messen Sie Ihren Erfolg

Sie haben es geschafft. Sie haben 12 Wochen durchgehalten, sich selbst motiviert und eigenständig trainiert. Darauf können Sie stolz sein! Sicherlich sind Sie nun sehr gespannt, ob und wie weit sich Ihre Rektusdiastase verkleinert hat und wie sich Ihr Bindegewebe erholt hat. Heute, ganze 12 Wochen nach Trainingsbeginn, dürfen Sie erneut, wie bereits am Anfang des Buches beschrieben, die Messung durchführen und notieren. Ich bin mir sicher und wünsche es Ihnen von ganzem Herzen, dass Sie einen messbaren und befriedigenden Erfolg feststellen können.

Wenn Sie das Gefühl haben, dass Sie noch nicht am Ende Ihrer Möglichkeiten angelangt sind, dürfen Sie Ihr Trainingsprogramm selbstverständlich auch verlängern.

Wenn Sie zufrieden mit dem Ergebnis sind, dann freue ich mich bereits an dieser Stelle mit Ihnen und gratuliere Ihnen zu Ihrem Erfolg!

Ergebnisse sichern

Eine Therapie ist nur dann langfristig wirksam, wenn Sie das Erlernte auch in den Alltag übertragen können. Tätigkeiten, die Ihre Körpermitte belasten und täglich mehrmals ausgeführt werden, sollten daher unbedingt optimiert werden.

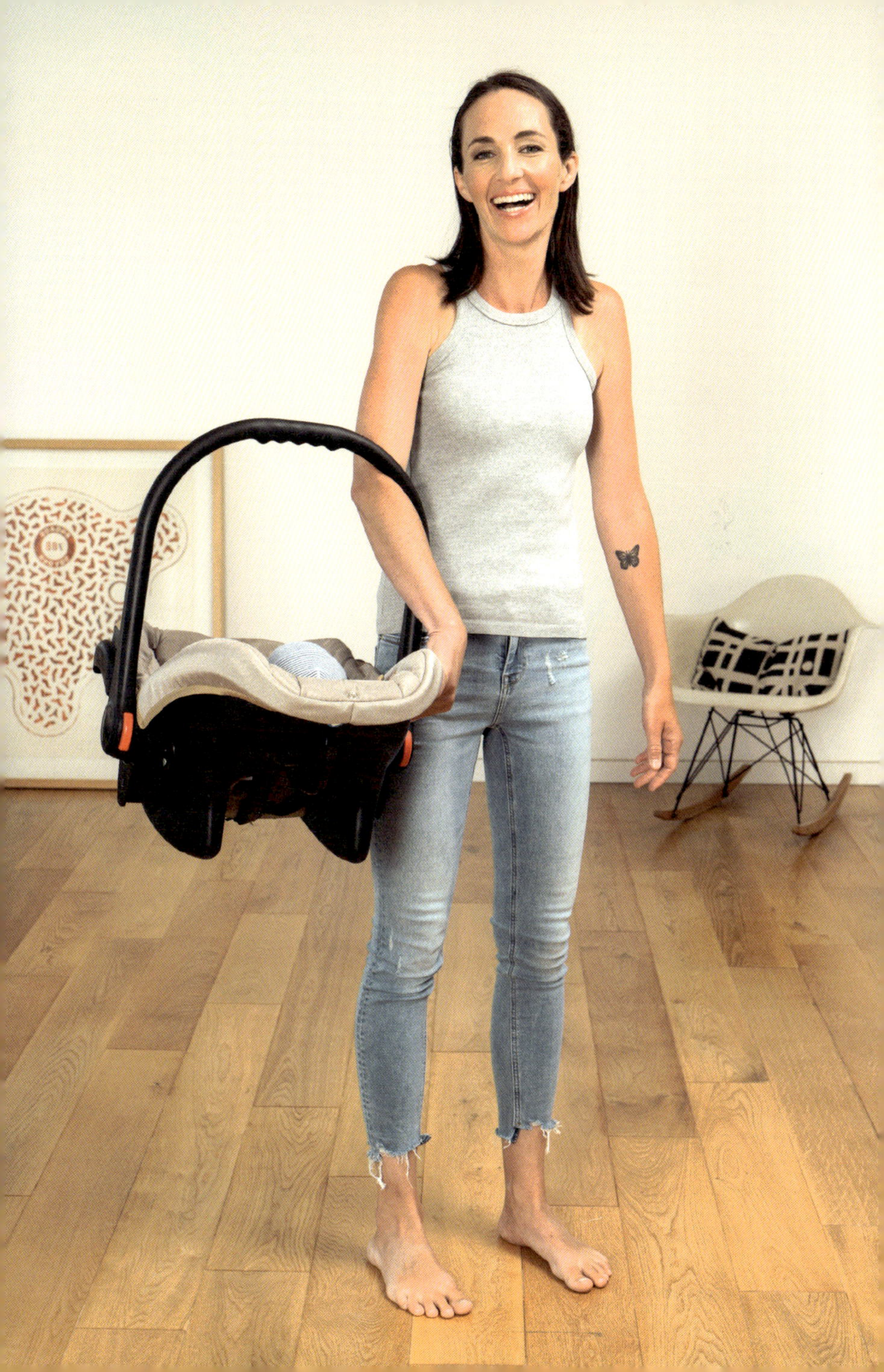

Im Alltag liegt Ihr größtes **Potenzial**

Nehmen Sie Ihr Alltagsverhalten doch mal ganz genau unter die Lupe und versuchen Sie es an so vielen Stellen wie möglich zu optimieren.

Alltags-Tipps

1. Stehen Sie immer in einer guten aufrechten Position mit spannungsvoller Körperhaltung. So erhalten Sie einen guten Haltungsaufbau:
   - Stehen Sie hüftschmal
   - Belasten Sie Ihre Fersen, Fußballen und Fuß-Außenkante gleichmäßig
   - Heben Sie Ihr Fußgewölbe durch eine sanfte Fußmuskelspannung etwas an, beachten Sie dabei, dass Ihre Knie dabei neutral bleiben
   - Bringen Sie Ihren Beckenboden in eine leichte Grundspannung
   - Aktivieren Sie Ihr Muskelkorsett (den Transversus)
   - Schieben Sie Ihre Scheitelkrone nach oben und lassen Sie Ihre Schultern entspannt nach hinten unten sinken

2. Tragen Sie als junge Mutter Ihr Kind in einer aufrechten Körperhaltung. Achten Sie auf den bereits beschriebenen Haltungsaufbau. Tragen Sie das Gewicht ihres Kindes körpernah über den Arm und belasten Sie dabei immer beide Körperhälften. Tragen Sie Ihr Kind möglichst vor Ihrem Körper und denken Sie hier auch unbedingt daran, die Seiten zu wechseln, damit Sie sich keine Lieblingsseite antrainieren.

1.

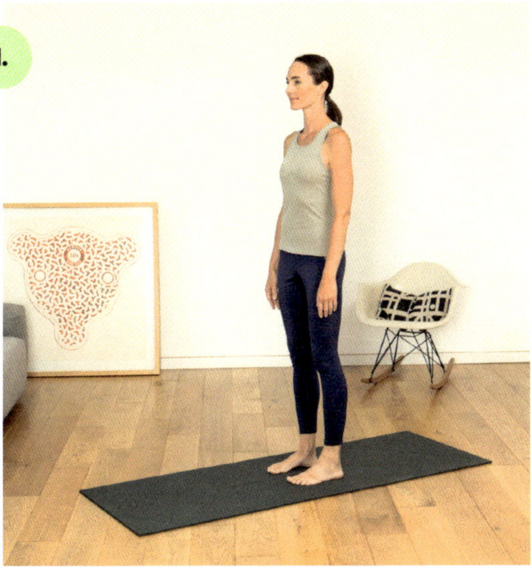

2.

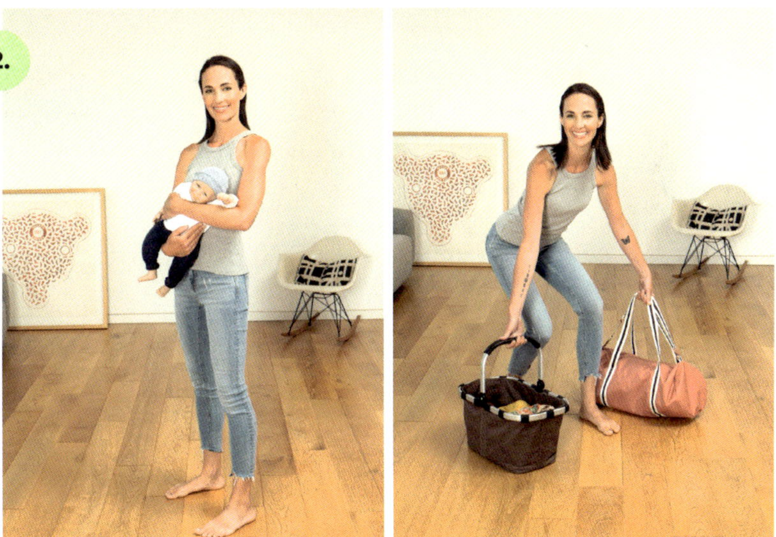

3.

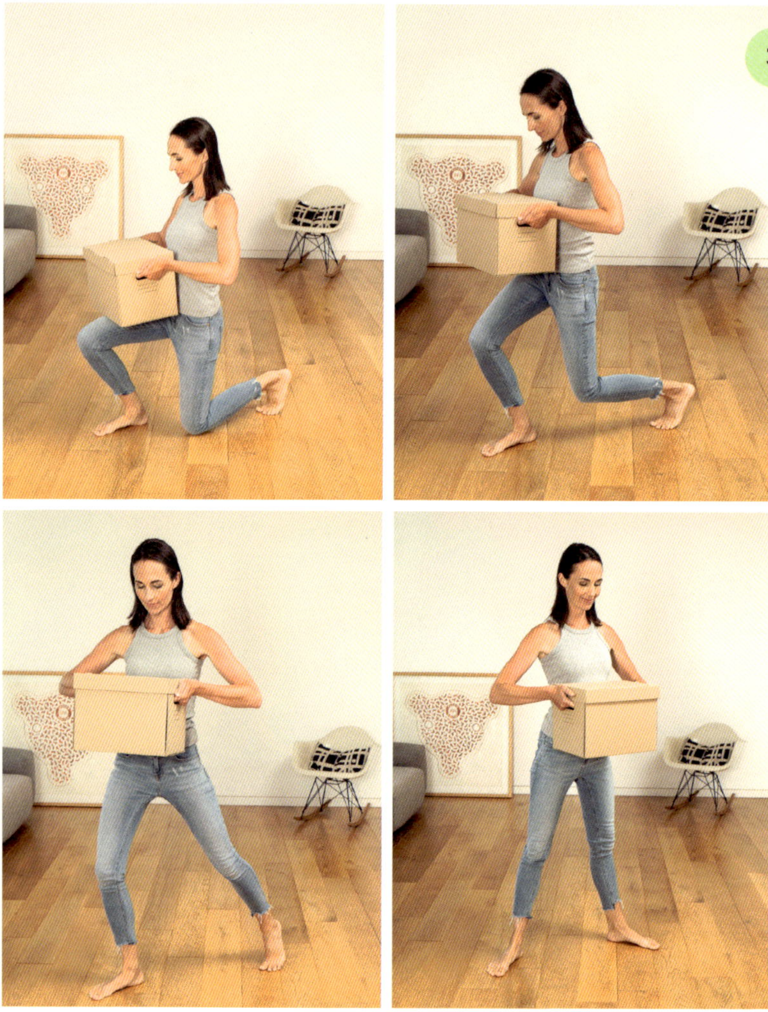

Bei einer einseitigen Tragweise: Halten Sie den Schultergürtel gerade und achten Sie darauf, diesen nicht zu verschieben. Schieben Sie auch nicht Ihre Hüfte raus, um Ihr Kind darauf abzusetzen.

3. Vermeiden Sie das Heben und Tragen schwerer Gegenstände. Laufen Sie lieber einmal mehr und verteilen Sie die Lasten.
Ist schweres Tragen oder Heben nicht vermeidbar, dann heben und tragen Sie immer mit aktiver Körpermitte. Stellen Sie sich in Schrittstellung und achten Sie unbedingt auf einen geraden Rücken. Aktivieren Sie dann mit der Ausatmung Ihre Körpermitte wie bei den Übungen und heben dann erst die Lasten an.
Auch über den Kniestand können schwere Gegenstände mit geringem Bauchrauminnendruck angehoben werden. Der Gegenstand wird hierbei auf dem Oberschenkel abgestellt und mit der Drehbewegung bei der Aufrichtung körpernah mit nach oben genommen.

4. Versuchen Sie die Autoschale so selten wie möglich zu tragen. Falls es sich nicht vermeiden lässt: Dann heben Sie die Schale unbedingt mit aktiver Körpermitte und geradem Rücken an. Die Schale lässt sich viel

4.

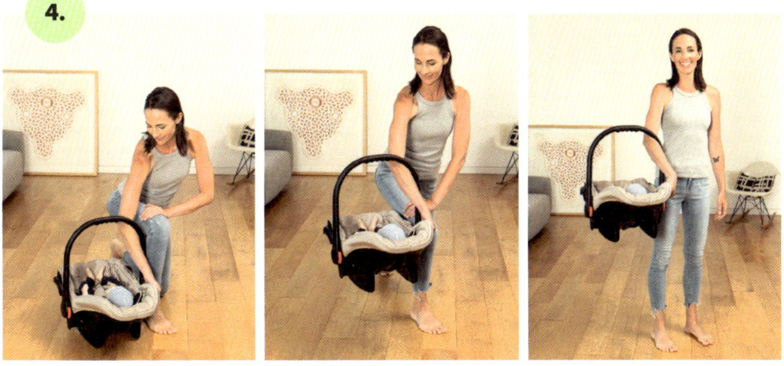

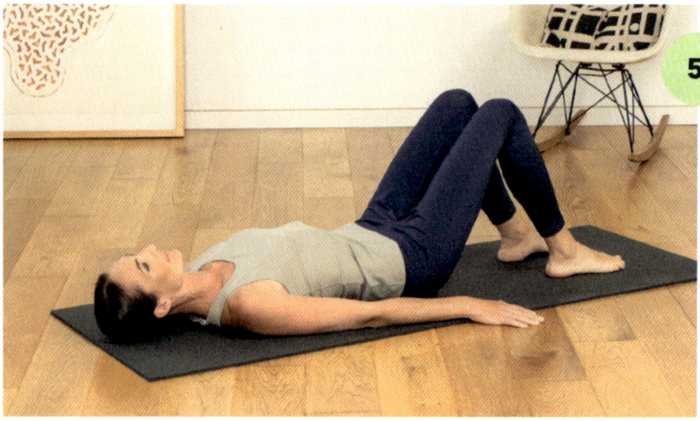

5.

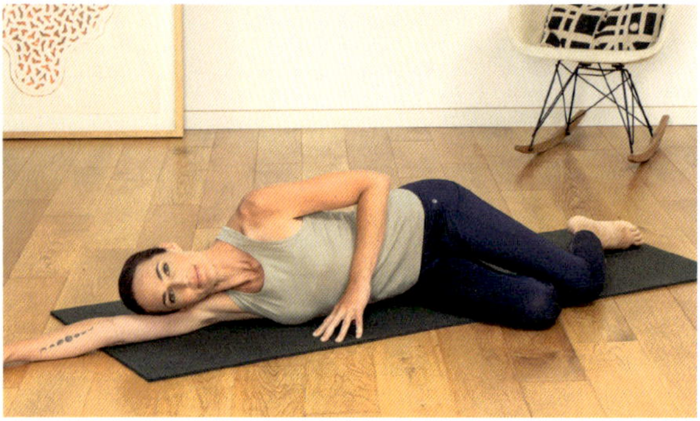

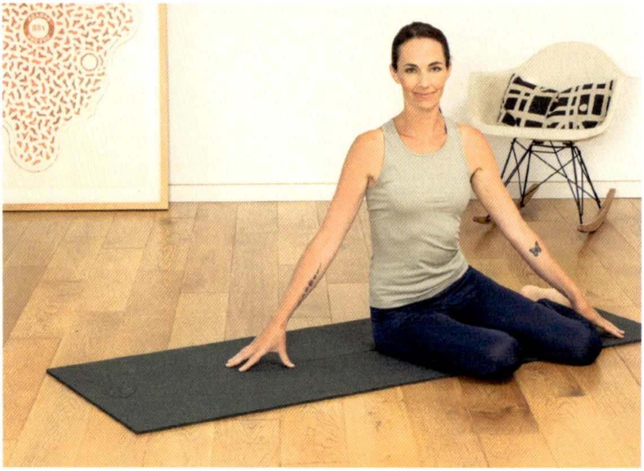

6.

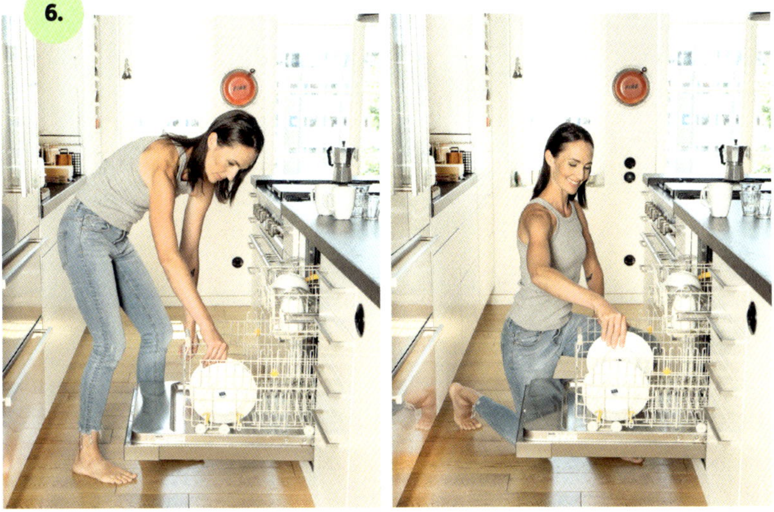

leichter tragen, wenn sie nicht in die Armbeuge eingehängt wird. Schlingen Sie den Arm einmal durch den Griff, um ihn einzuklemmen.

5. Richten Sie sich nicht direkt aus der Rückenlage auf. Kommen Sie beim Aufstehen vom Sofa oder Bett immer über die Seite nach oben.

6. Beugen Sie sich nicht mit rundem Rücken nach vorne (nicht so wie im linken Bild). Versuchen Sie in Ihrem Alltag Alternativen zu finden (das rechte Bild zeigt, wie es richtig geht).

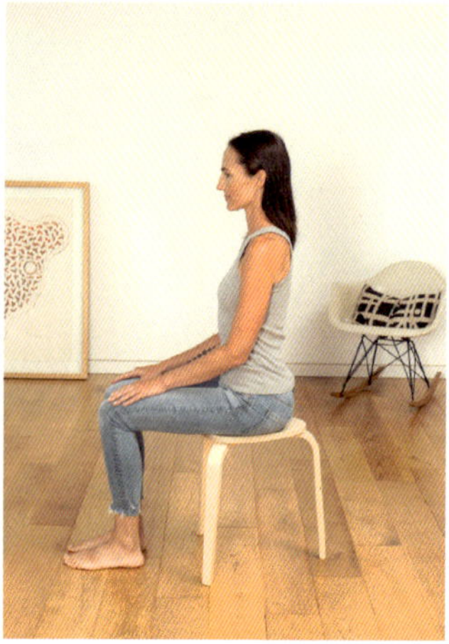

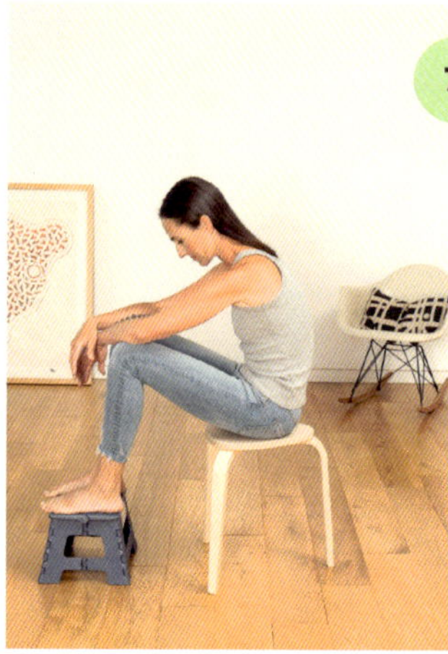

7.

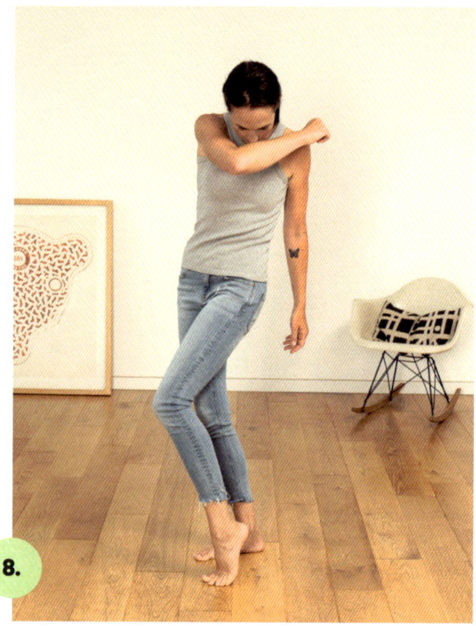

8.

7. Vermeiden Sie jeglichen Bauchraumdruck.
   Achten Sie darum auf das richtige Toilettenverhalten. Die Entleerung der Blase sollte bei aufgerichteter Haltung stattfinden. Den Beckenboden dabei entspannen und nicht zusätzlich pressen (linkes Bild).
   Die Entleerung des Darms sollte hingegen bei rundem Rücken stattfinden. Die Knie sollten auf Höhe des Bauchnabels sein (rechtes Bild).
   Durch diese Position wird zu starkes Pressen vermieden.

8. Drehen Sie sich beim Niesen und Husten nach links oder nach rechts ein, wie ein nasses Handtuch, das Sie auswringen möchten. Dadurch vermeiden Sie automatisch zu hohen Bauchraumdruck. So schonen Sie Ihre Mitte und ganz nebenbei auch noch Ihren Beckenboden.

9. Tragen Sie keine zu enge Kleidung wie Gürtel, Strumpfhosen, Leggings oder Jeans, die Ihren Bauch einengen. Geben Sie Ihren Muskeln die Möglichkeit, im Alltag zu arbeiten.

10. Atmen Sie nicht zu flach. Stress und Schlafmangel fördern eher eine flache Atmung, was die Bewegung der Bauchdecke und des Beckenbodens einschränkt. Atmen Sie mehrmals täglich bewusst in der 360-Grad-Atmung.

11. Aktivieren Sie weiterhin mehrmals täglich Ihre Muskulatur. Es gibt so viele Möglichkeiten dafür. Sicherlich werden Sie einige finden, wenn Sie einmal anfangen, darauf zu achten.

12. Vermeiden Sie extreme Belastungen im Alltag. Können Sie diese nicht vermeiden, dann legen Sie zur Stabilisierung für diesen Zeitraum den speziellen Gurt an, um Ihre Mitte zu schonen. Lesen Sie mehr dazu unter „Kleine Helfer – große Wirkung“.

Po ins Klo – macht die Mitte froh

Folgende Feinheiten sollten Sie bei Ihrem Toilettengang beachten – das vermindert den Bauchraumdruck und Ihre Mitte bleibt stabil.

Auf den Winkel kommt es an

35 Grad – so sollte der Winkel zwischen Oberschenkel und Kreuzbein sein, wenn Sie ein großes Geschäft verrichten.

Ihr Enddarm kann sich dadurch weiter öffnen und leichter entleert werden. Das Pressen wird vermieden und die Rektusdiastase wird nicht belastet. Ebenso kann sich diese Position positiv bei Beckenbodenproblemen auswirken, da durch Pressen in aufrechter Haltung Druck ausgeübt wird, der die Vaginalwand und die Beckenbodennerven belasten kann.

Ganz nebenbei schützen Sie sich durch diese Position vor Hämorrhoiden. Also Füße auf einen Hocker stellen und „Po ins Klo".

Kein Zeitdruck,

Wenn Sie auf der Toilette sitzen, entspannen Sie sich und Ihren Beckenboden und lassen Ihren Urin laufen. Vermeiden Sie unbedingt, den Urinstrahl mit Druck schneller herauszupressen, um Zeit zu sparen.

Die Nase aus dem Spiel lassen

Der Beckenboden ist *entspannt* während des Toilettengangs. Putzen Sie jedoch dabei die Nase, kommt durch das Schnäuzen Bauchraumdruck von oben auf den entspannten Beckenboden, der ja eigentlich im Moment des Schnäuzens reflektorisch anspannen sollte. Bitte warten Sie mit dem Naseputzen also, bis Sie nicht mehr auf der Toilette sitzen und trennen Sie diese beiden Prozesse unbedingt.

Starker Abgang

Stehen Sie nach dem Toilettengang immer mit der Ausatmung und einer leichten Grundspannung von der Toilette auf.

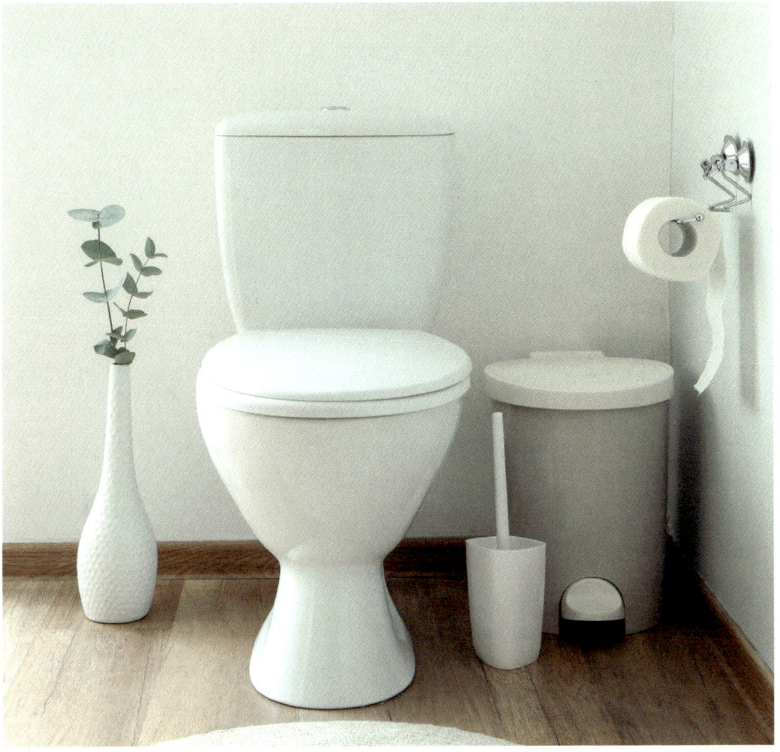

Mit dem richtigen Klo-Verhalten können Sie sich und Ihrer Rektusdiastase so viel Gutes tun, mit dem falschen Verhalten aber auch so einiges verschlimmern.

Die Goldene Regel: Niemals Pressen

Niemals pressen. Stattdessen sollten Sie Ihre Beckenbodenmuskulatur aktiv entspannen. Nehmen sie sich Zeit. Lassen Sie den Kiefer locker und atmen Sie ruhig. Durch die Ernährungsanpassung sollte sich das Problem mit hartem Stuhlgang eigentlich bereits gelöst haben.

Kleine Helfer – große Wirkung

Manchmal ist es das gewisse Etwas, das Quäntchen oder das sogenannte i-Tüfelchen, welches noch fehlt, um das endgültige Ziel zu erreichen.

Bei der Rektusdiastase-Therapie sind das eindeutig der Handgriff nach Heller, das Tapen der Bauchspalte und das Tragen eines Postpartum-Bauchgurts.

Handgriff nach Heller

Bei der Heller-Methode handelt es sich um eine von der deutschen Physiotherapeutin Angela Heller entwickelte Behandlungsmethode.

Unter den Heller-Handgriffen versteht man Handgriffe, mit deren Hilfe die geraden Bauchmuskeln wieder in ihre ursprüngliche Zugrichtung gebracht werden, um weitere Übungen bei Rektusdiastase zu ermöglichen. Dabei werden die Bauchmuskeln von der Therapeutin zusammengeschoben, während die Patientin eine gewisse Atemtechnik ausführt.

Um eine Rektusdiastase mit diesem Handgriff zu behandeln, ist es nie zu spät. Selbst nach Jahren kann der Frau durch diese Griffe oft noch geholfen werden. Allerdings sind dann meist mehrere Behandlungen notwendig. Im Optimalfall wird die Rektusdiastase bereits im Wochenbett erkannt und die Frau schon als Wöchnerin mit diesem Handgriff behandelt. Denn bereits im Frühwochenbett ist eine Behandlung mit dem Heller-Handgriff möglich und sinnvoll.

Taping

Taping ist eine effektive nicht-invasive Methode zur Unterstützung von Muskel- und Weichteilgewebe. Ich nutze Taping in Verbindung mit dem Heller-Handgriff, um dem Gehirn auch nach dem Griff weitere Impulse zur Aktivierung der Muskeln zu geben und somit das Zusammenspiel von Gehirn und Muskeln optimal zu fördern. Von diesem Taping kann eine Rektusdiastase bereits während der Schwangerschaft und im Wochenbett profitieren.

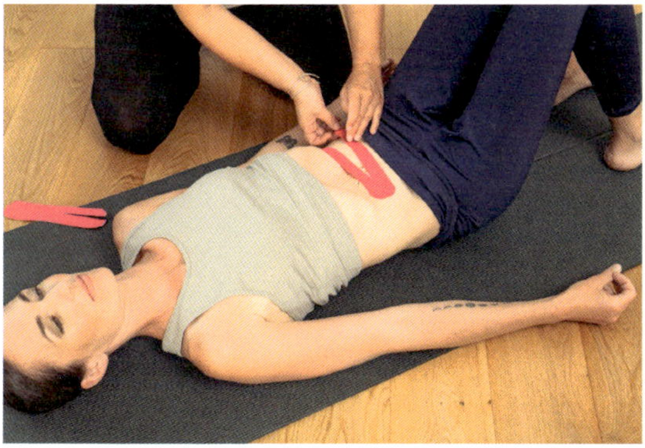

1. Schneiden Sie 2 Tapes zu: Sie sollten einmal quer über Ihren Bauch reichen. Die Tapes werden dann jeweils längs halbiert, jedoch nicht komplett, sondern so, dass ein V entsteht.

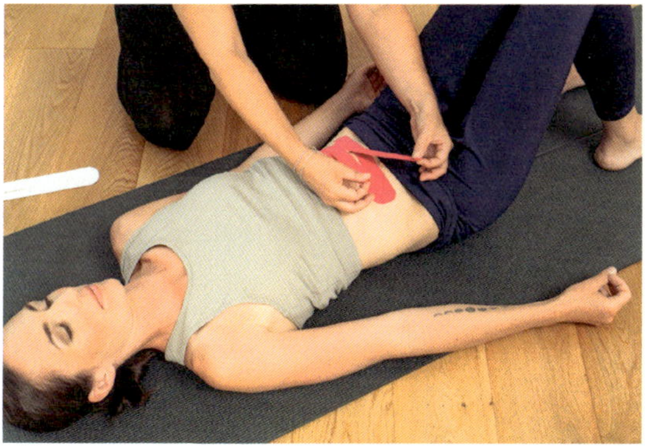

2. Kleben Sie ein Tape so auf, dass die „Spitze" des Vs an Ihrer Flanke ansetzt. Die „Arme" des Vs verlaufen über- und unterhalb des Nabels. Das 2. Tape kleben Sie spiegelverkehrt zum 1. auf. Beide sollten etwas auf Spannung sein, dadurch erhalten die Muskeln die Information der Zugrichtung.

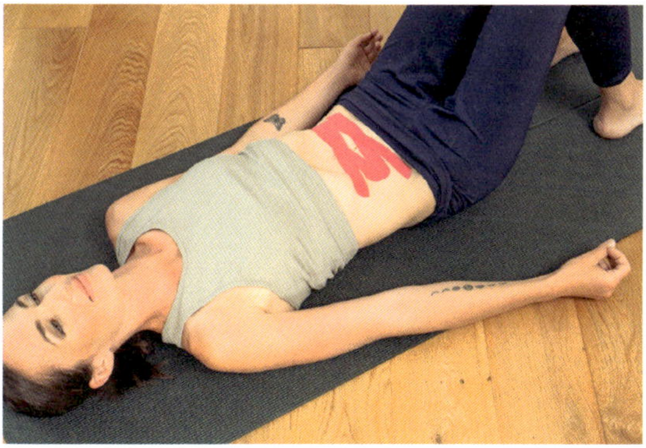

3. Sie können das Tape mehrere Tage aufgeklebt lassen. Nach dem Duschen föhnen Sie es einfach mit kalter Luft trocken.

Ein professionell sitzendes Tape können Sie sich von einer Rektusdiastase- oder einer Physiotherapeutin anlegen lassen. Wenn Sie niemanden finden, dann zeige ich Ihnen hier ein einfach anzulegendes Tape, welches Sie sich auch von einer nicht dazu ausgebildeten Person anlegen lassen können.

Dieses Tape können Sie nach ca. 10 Tagen entfernen. Bei Juckreiz oder Rötungen der Haut nach dem Fixieren, sollten Sie das Tape sofort entfernen. Duschen können Sie in dieser Zeit wie gewohnt. Bitte föhnen Sie das Tape nach dem Duschen nur auf schwacher Hitze trocken. Bei zu hohen Temperaturen kann der Kleber mit der Haut reagieren und ihr schaden. Ihre Übungen dürfen Sie in dieser Zeit trotzdem weiter durchführen.

Spezieller Gurt

Anders als bei anderen Therapie-Methoden, werden Sie bei meiner Therapie den Gurt nicht kontinuierlich tragen. Gurte können Ihnen helfen, die Symptome zu lindern und die Schließung der Spalte zu unterstützen. Durch das alleinige Tragen eines Gurtes wird sich die Spalte jedoch nicht schließen. Das Tragen eines Gurtes oder das Tapen sind nur unterstützende Maßnahmen. Ich empfehle Ihnen daher, den Gurt *nur unter Belastung* zu tragen. Wenn Sie also bereits im Voraus wissen, dass sie einen körperlich harten Tag haben werden und den inneren Bauchdruck dabei nicht ständig kontrollieren können. Das kann beispielsweise ein Tag auf dem Spielplatz mit Ihren Kindern sein (rutschen, fangen, schaukeln), bei Ihrem Großeinkauf, der Gartenarbeit, einem Umzug oder einer Renovierung. Immer dann legen Sie für diesen Zeitraum den Gürtel an, um Ihre Mitte zu schützen. Im Anschluss legen Sie den Gurt gleich wieder ab. Sie möchten schließlich Ihren Muskeln nicht die Arbeit abnehmen. Zu viel Entlastung durch den Gurt macht diese nämlich faul und schwach.

Diese Postpartum-Gurte können Sie im Internet käuflich in verschiedenen Größen erwerben.

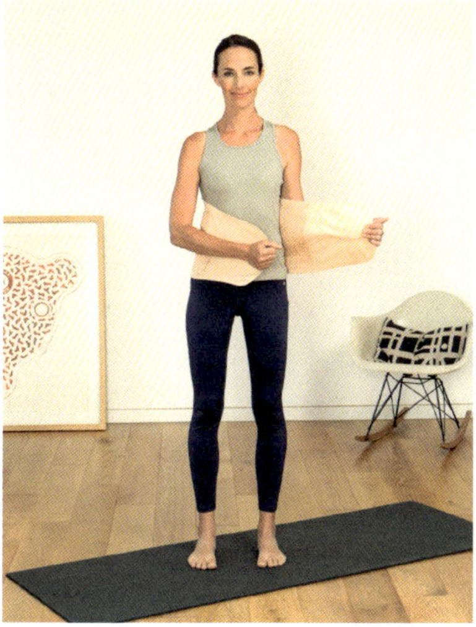

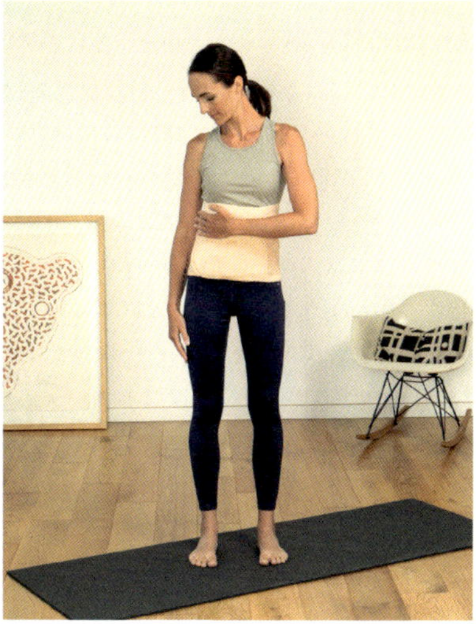

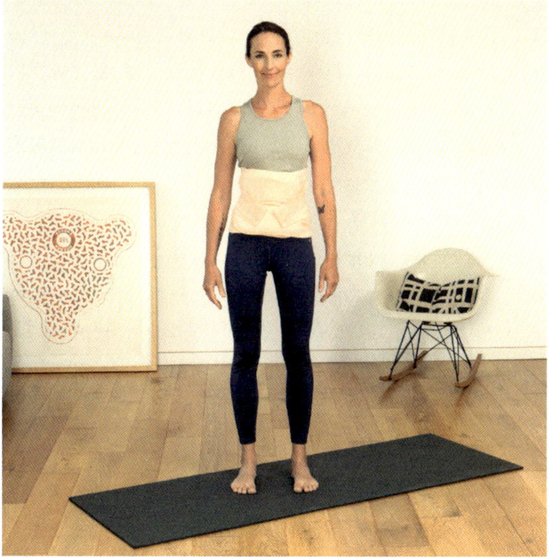

Kleiner Alltags-Held: Ein Postpartum-Bauchgurt kann Ihnen in Momenten der Unachtsamkeit eine gute Stütze sein.

Wenn die **Lücke** zu ist, bleibt sie das dann auch?

Das ist leider nicht immer so! Ich möchte hier nochmals den Vergleich mit einer Diät anbringen. Bei einer Diät können Sie nach dem erreichten Erfolg auch nicht wieder in Ihre alten Verhaltensmuster zurückfallen. Dann tritt nämlich der bekannte Jo-Jo-Effekt ein. So ist es bei der Rektusdiastase auch. Ein paar grundlegende Dinge müssen auch nach dem Erreichen des Erfolgs weiterhin beachtet werden.

Wie bereits erklärt, entsteht eine Rektusdiastase durch zu hohen Bauchraumdruck. Dieser kann durch schlechte Haltung, falschen Sport, ungünstiges Alltagsverhalten in Kombination mit falschem Essverhalten jederzeit wieder entstehen.

Deshalb können bereits kurzzeitige Stresssituationen (Gartenumbau, Umzug, Renovierung usw.) in Verbindung mit unachtsamen Bewegungen zu Verschlimmerungen oder einer erneuten Bildung einer bereits geschlossenen Diastase führen.

Achten Sie daher bei körperlich schweren Bewegungen immer auf Ihre Rumpf-Stabilität: Aktivieren Sie mit der Atmung Ihre Rumpfmuskulatur und damit die Grundspannung, bevor Sie schwer heben oder tragen. Über die Wochen, in denen Sie dieses Training gemacht haben, hat sich bestimmt auch bereits eine Routine für gewisse Situationen im Alltag ergeben und Sie gehen schon viel achtsamer mit Ihrem Körper um. Wenn Sie noch Stillen, sind Hormone, die u.a. das Bindegewebe beeinflussen, noch lange in Ihrem Körper aktiv. Deshalb kann es besonders bei Ihnen zu einer erneuten Bildung oder Verschlimmerung einer bereits geschlossenen Diastase kommen.

Es muss aber nicht so weit kommen, denn Sie können Ihren Schwachpunkt durch die Aktivierung der Grundspannung jederzeit schützen.

Augen auf bei der Wahl der Sportart

Wenn Sie es geschafft haben, Ihre Lücke erfolgreich zu schließen oder den Spalt zu verkleinern, sollte auch das Sportverhalten letztendlich noch angepasst werden. Ist Ihre Bauchspalte noch größer als zweieinhalb Finger und die Linea alba noch recht weich, sollten Sie auf intensive sportliche Belastung Ihrer Körpermitte weiterhin verzichten. Gerne dürfen Sie Ihren Körper mit Walken oder Aquajogging in dieser Zeit fit halten. Auch Rückenschwimmen ist eine sanfte Sportart für Ihre Körpermitte.

Ist Ihre Körpermitte bereits etwas stabiler, dann können Sie zusätzlich gerne Radfahren oder auf dem Crosstrainer trainieren.

Auch das EMS-Training bietet optimale und unterstützende Übungseinheiten an. Geben Sie hier jedoch unbedingt Ihrem Personal-Trainer die Information, dass Sie unter einer Bauchspalte leiden.

Sportarten, die immer wiederkehrenden Druck verursachen, können Ihre Spalte wieder vergrößern, wenn Sie während der Durchführung Ihre Körperspannung nicht aktiv halten können. Typisch hierfür sind z. B. Turnen, Yoga, Pilates, Tennis, Golf und klassisches Bauchmuskeltraining.

Letzte Option OP

Eine Operation sollte die allerletzte Option sein, um eine Rektusdiastase zu beheben. So ein Eingriff bringt meist schnell einen optischen Erfolg, aber auch einen funktionellen?

Die Antwort lautet: nein. Denn eine Operation bringt Ihnen keine Funktionalität, sie lernt Ihrem Körper auch keine Bewegungsabläufe, keine Aktivierung der Muskeln oder die korrekte Haltung. Nach einer Operation sind Ihre Muskeln nicht automatisch auf einmal funktional und kräftig. In Verbindung mit dem richtigen Training kann eine OP eine gute Kombination sein, aber niemals einzig und allein zum Erfolg führen. Denn auch die inneren Nähte, welche die Bauchmuskeln in der korrekten Position fixieren, können bei falschem Alltagsverhalten und falschen Bewegungen wieder reißen. Die Wahrscheinlichkeit dafür ist recht hoch, wenn Sie nicht gelernt haben, die Muskeln unter Belastung zu aktivieren und den Druck auf die Linea alba dadurch zu minimieren. Daher sind ein gutes Körpergefühl und eine Kräftigung der Muskeln auch vor und nach einer Operation unumgänglich. Nach einer Knie-Operation gehen Sie ja auch in die Reha und bauen die Muskulatur langsam und gezielt wieder auf. Warum sollte das bei einer Rektusdiastase-OP anders sein? Ein schneller Erfolg ist, wie bei einer Diät auch, nicht zwangsläufig von Dauer, wenn die Lebensgewohnheiten nicht angepasst werden.

Prinzipiell ist eine Rektusdiastase operabel. Da in der Regel keine medizinische Indikation besteht, wird in den meisten Fällen die Operation jedoch nicht von den Kassen übernommen. Bei Hernien sieht das anders aus. Hier ist eine Lücke in der Bauchwand und damit eine medizinische Notwendigkeit vorhanden. Die Rektusdiastase-Operation ist ein großer Eingriff und sollte daher sorgfältig abgewägt und auch nur nach abgeschlossener Kinderplanung durchgeführt werden.

Auch Janna hatte sich nach abgeschlossenem Kinderwunsch für eine Operation entschieden. Ihr jahrelanges „falsches Bauchtraining" hat zu keinem Erfolg geführt. Sie war so verzweifelt, dass sie sich bereits Angebote von Kliniken eingeholt hatte. Ich konnte sie dann doch noch davon überzeugen, es zunächst mit dem „richtigen Bauchtraining" und mit mir zu versuchen. Janna hat ihre Lücke mit Hilfe meines Programms geschlossen und ist glücklich und zufrieden mit ihrem Ergebnis, welches ich Ihnen hier in Bildern zeigen möchte.

Wenn der Erfolg ausbleibt

Eine Rektusdiastase zu schließen, ist eine ganzheitliche Angelegenheit. Wenn Ihr Erfolg bisher ausgeblieben ist, möchte ich Sie zum Schluss noch auf folgende Ansatzpunkte aufmerksam machen. Vielleicht ist es eine Überlegung wert, folgende Faktoren in Ihrem Leben doch noch genauer unter die Lupe nehmen. Denn auch Schlafhygiene, Stress und das Alter haben einen nicht zu unterschätzenden Einfluss bei Heilungsprozessen.

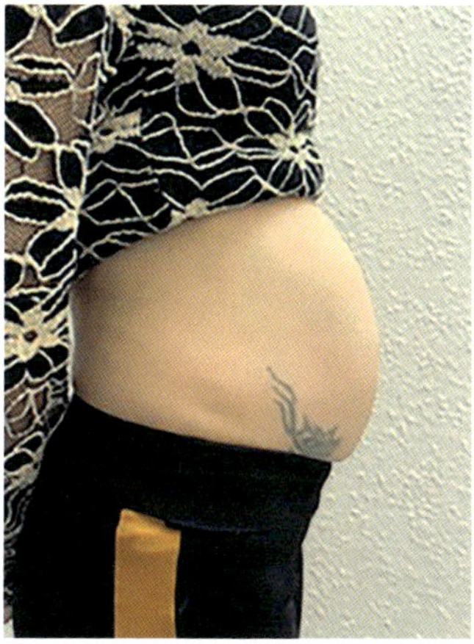

Dieses Foto habe ich am ersten Kursabend aufgenommen.

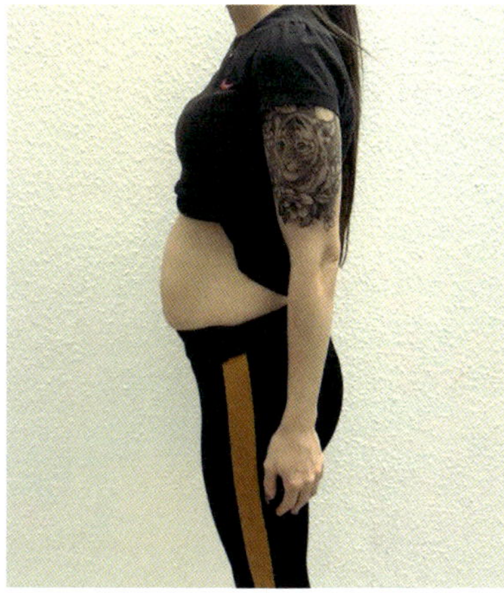

Nach 14 Tagen Training und der Ernährungsumstellung konnte Janna bereits sichtbare Erfolge wahrnehmen.

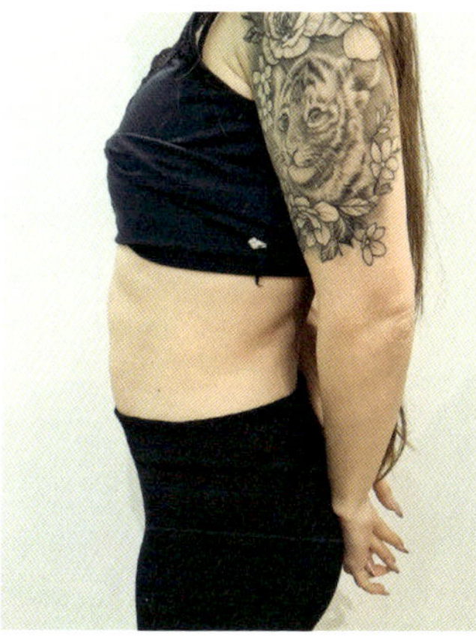

Nach 8 Wochen, dem Handgriff nach Heller und dem Taping waren weitere Erfolge sichtbar.

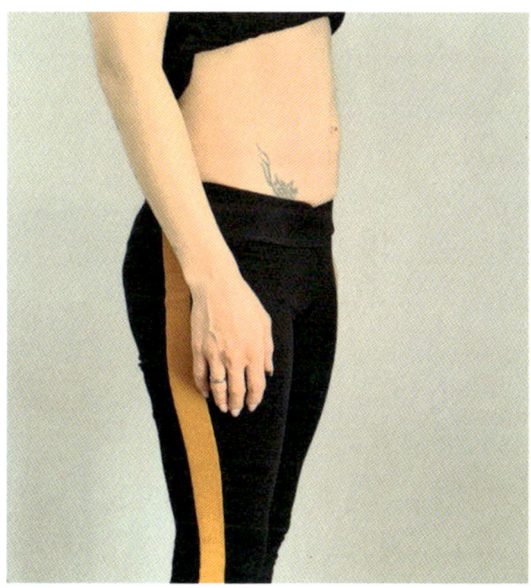

Nach 16 Wochen ist die Bauchspalte von Janna geschlossen.

Schlafhygiene

Im Schlaf erholen sich Körper und Gehirn. Sie reparieren sich während dieser Zeit selbst. Im Schlaf speichert das Gehirn, was es am Tag erlebt, gelernt und geübt hat. Daher formt sich das Hirn im Schlaf um und es wachsen neue Nervenverbindungen. Schlaf stärkt zudem das Immunsysten und hält den Stoffwechsel im Takt, der bei zu geringem Schlaf durcheinandergerät. Im Schlaf schüttet der Körper vermehrt Wachstumshormone aus. Diese sorgen unter anderem dafür, dass Wunden schneller heilen, die Muskeln und das Gewebe wachsen und neue Eiweiße produziert werden.

Stress

Stress ist einer der größten Saboteure der Selbstheilung. Durch Stress ist die Cortisol-Ausschüttung erhöht. In dieser Zeit wird kein gesundes Gewebe aufgebaut. Denn während Stresssituationen wird dem Körper signalisiert, dass es in dem Moment ums nackte Überleben geht. Stress schwächt das Immunsystem und verbraucht viel Sauerstoff. Psychischer Stress kann sogar die Wundheilung verlangsamen. Forscher untersuchten in verschiedenen Studien an Mensch und Tier die Auswirkung von Stress auf die Wundheilung. Dabei fanden sie heraus, dass das Infektionsrisiko nach Verletzungen bei gestressten verglichen mit entspannten Mäusen dreimal so hoch ist[2]. Bei Menschen heilen Wunden bei Stress um 40 Prozent schlechter. So heilen die Wunden von Studierenden zum Beispiel in den Semesterferien um 40 Prozent schneller als in der Prüfungszeit [3].

Alter

Im Alter werden Zellaktivitäten und Soffwechselvorgänge langsamer. Das bedeutet, dass sich geschädigte Zellen nicht mehr so gut regenerieren und

---

2 Rojas IG1, Padgett DA, Sheridan JF et al. Stress-induced susceptibility to bacterial infection during cutaneous wound healing. Brain Behav Immun 2002; 16: 74–84

3 Marucha PT, Kiecolt-Glaser JK, Favagehi M. Mucosal wound healing is impaires by examination stress. Psychosom Med 1998; 60: 362–365

somit die Heilung verlangsamt ist. Die Zellverbindungen sind nicht mehr so kräftig ausgebildet und das Bindegewebe verliert an Elastizität.

Vor allem bei Frauen ab 30 Jahren nimmt der Kollagenaufbau ab. Die Folgen sind Reduzierung der Spannkraft und ein hoher Feuchtigkeitsverlust.

Bei Heilpraktikern erhalten Sie Kollagenbooster in Form von Infusionen. Sie steigern die Stabilität des Kollagenmoleküls und helfen Faszien durch Anregung der Kollagenproduktion zu regenerieren. Sie verbessern das Bindegewebe und unterstützen die Wundheilung. Vielleicht wäre das noch eine Option, um die Therapie etwas zu unterstützen?

Vermeiden Sie unnötigen Stress. Dadurch stärken Sie Ihr Immunsystem, welches die Heilung Ihrer Rektusdiastase begünstigt.

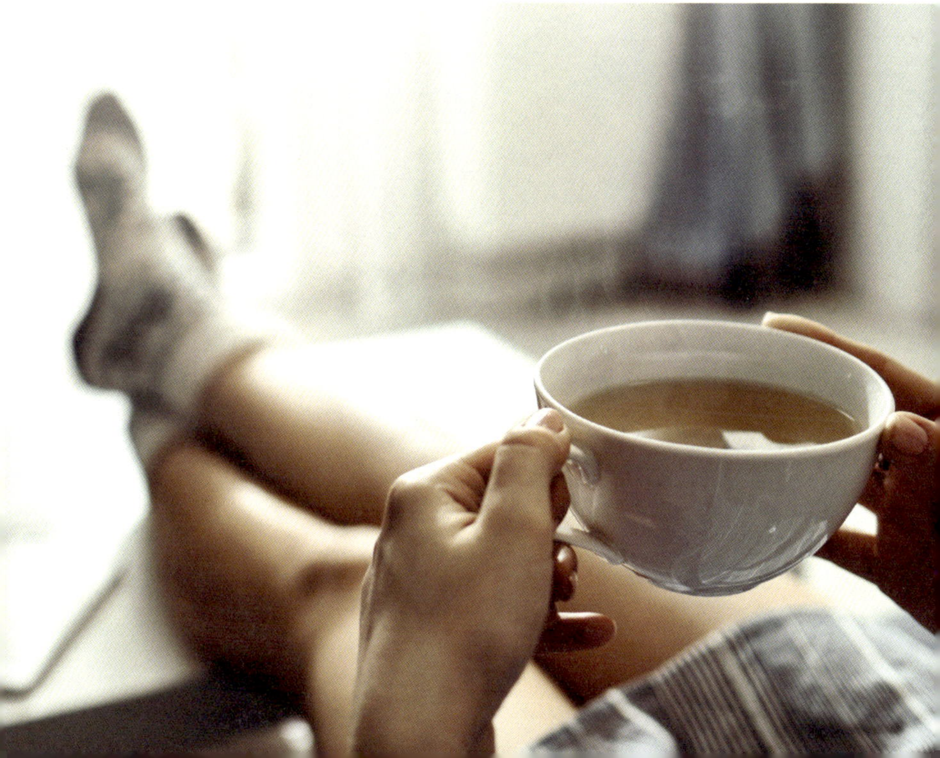

Zyklus

Beobachten Sie Ihren Zyklus. Es ist nicht von der Hand zu weisen, dass Hormone unseren weiblichen Körper beeinflussen. Es gibt hierzu zwar keine relevanten Studien, die sich auf die Veränderungen der Rektusdiastase im Zusammenhang mit dem Zyklus beziehen, jedoch gibt es Zusammenhänge der Bindegewebsstruktur und bestimmten Zyklusabschnitten. Kurz vor dem Eisprung und der Menstruation fällt der Östrogenspiegel in unserem Körper. Das Bindegewebe ist in diesem Zeitraum schwächer und daher auch das fasziale Bindegewebe der Linea alba. Zu beobachten ist auch, dass der Darm durch den Abfall der Hormone träger wird. Das führt zu vermehrten Blähungen und einem Blähbauch. Der Innendruck, der dadurch entsteht, in Verbindung mit dem weichen Bindegewebe, lässt die Diastase an diesen Tagen breiter werden.

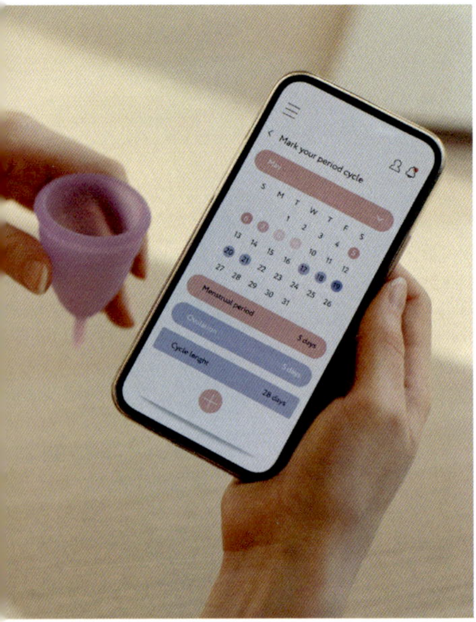

Beobachten Sie Ihren Zyklus während der Trainingsdauer.

Auch das Ansteuern der tiefen Bauchmuskulatur klappt an diesen Tagen bei einigen Frauen schlechter. Schenken Sie Ihrem Körper daher in diesen Tagen besonders viel Aufmerksamkeit. Konzentrieren Sie sich vermehrt auf die korrekte Bewegung im Alltag und seien Sie nachsichtig mit sich bei den Übungen.

Unser Zyklus hat somit also Einfluss auf die Rektusdiastase. Bei der einen Frau mehr und bei der anderen Frau weniger. Berücksichtigt werden sollte dieser Punkt aber auf jeden Fall, vor allem bei einer nicht hormonellen Verhütung.

FAQ – Gute Frage

1. **Was mache ich, wenn ich das Training nicht zweimal täglich in meinen Alltag integrieren kann?**
   Die Übungen nehmen nicht viel Zeit ein und es sollte möglich sein, sich 5–10 Minuten morgens und abends dafür Zeit zu nehmen. Haben Sie es an einem Tag trotzdem nur einmal geschafft, dann machen Sie die Übungen nicht doppelt so oft am nächsten Tag, sondern lassen die eine Einheit dann einfach ausfallen. Viel hilft nämlich nicht immer viel.

2. **Was ist, wenn ich es nur einmal täglich schaffe?**
   Führen Sie dann einmal täglich 2–3 Übungen hintereinander durch. Wenn es so besser in Ihr Leben passt, dann machen Sie das so. Dafür aber verlässlich einmal täglich.

3. **Kann ich Musik bei den Übungen hören oder fernsehen?**
   Nein. Konzentrieren Sie sich bitte vollkommen auf die Atmung und die Durchführung der Übungen. Ihr Gehirn soll dabei nicht abgelenkt werden, es soll sich voll und ganz auf die Verbindung mit den Muskeln konzentrieren.

4. **Kann ich täglich trainieren, um schneller zum Erfolg zu kommen?**
   Nein, tun Sie das bitte nicht. Ein Trainingseffekt entsteht dadurch, dass Belastung und Erholung ausgeglichen sind. Regeneration ist sehr wichtig im Trainingsprozess. Daher trainieren Sie montags, mittwochs und freitags. Wenn Sie so sehr motiviert sind und am Wochenende einfach nicht pausieren können, dann legen Sie hier auch noch eine kleine Übungseinheit ein. Von täglichem Training ist aber abzuraten.

5. **Kann ich mehr als acht Durchgänge je Einheit machen?**
Ja, wenn Sie die Übungen korrekt durchführen können, dürfen Sie selbstverständlich auch mehr Durchgänge machen.

6. **Ich spüre bei manchen Übungen nicht die diagonale Zugrichtung in meinen Bauchmuskeln. Was kann ich tun?**
Lassen Sie die Übung weg und ersetzten Sie sie durch eine andere. Jeder Körper ist anders. Picken Sie sich hier einfach die Übungen raus, bei denen Sie ein „gutes Gefühl" haben. Vielleicht spüren Sie die Übung zu einem anderen Zeitpunkt besser.

7. **Mir wird es immer schwindelig bei den Übungen. Was nun?**
Arbeiten Sie künftig nicht fließend mit Ihrer Atmung, sondern erholen Sie sich zwischen den Übungseinheiten mit ein oder zwei Zwischenatmungen.

8. **Ich habe abgebrochen und jetzt?**
Kein Problem. Sie können jederzeit wieder mit dem Programm beginnen. Am besten starten Sie noch einmal von vorne. Es funktioniert im Leben nicht immer alles gleich von Beginn an und vielleicht war für Ihren Beginn einfach nicht der perfekte Zeitpunkt.

9. **Sind Übungen im Vierfüßlerstand sinnvoll?**
Einige Übungen kann ich Ihnen hier nicht zeigen, da während der Durchführung die Spannung der Körpermitte dauerhaft kontrolliert werden muss. Dazu gehören eindeutig auch Übungen im Vierfüßlerstand. Der gesamte Bauchinhalt liegt hierbei auf den haltungslosen Bauchmuskeln und die Bauchmuskeln haben nicht die Möglichkeit das abzufangen. Der Vierfüßlerstand ist eine super Übung, zur richtigen Zeit und wenn die Mitte kontrolliert gehalten werden kann. Aus diesem Grund empfehle ich diese Übungen nur in Begleitung einer Therapeutin.

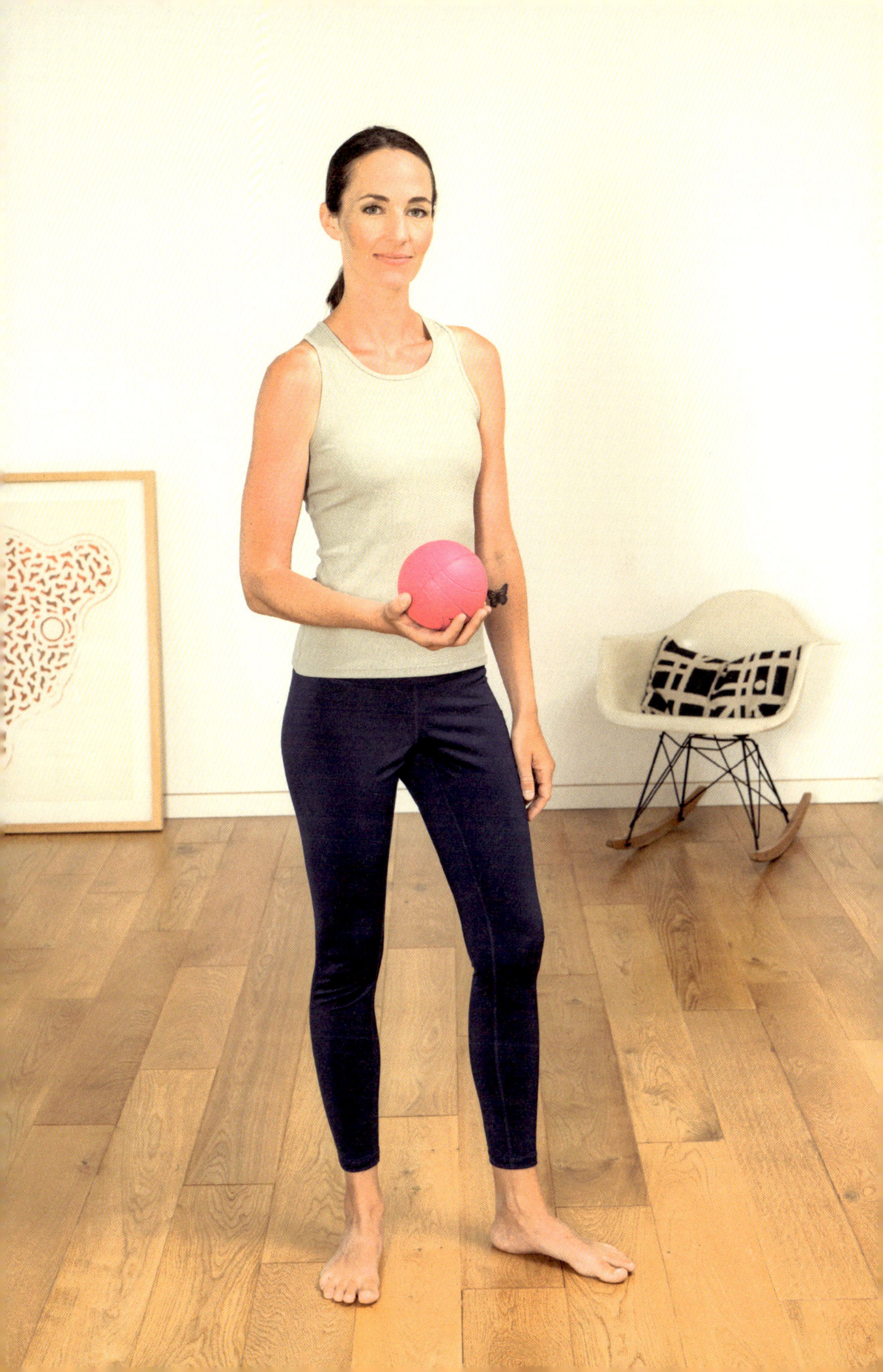

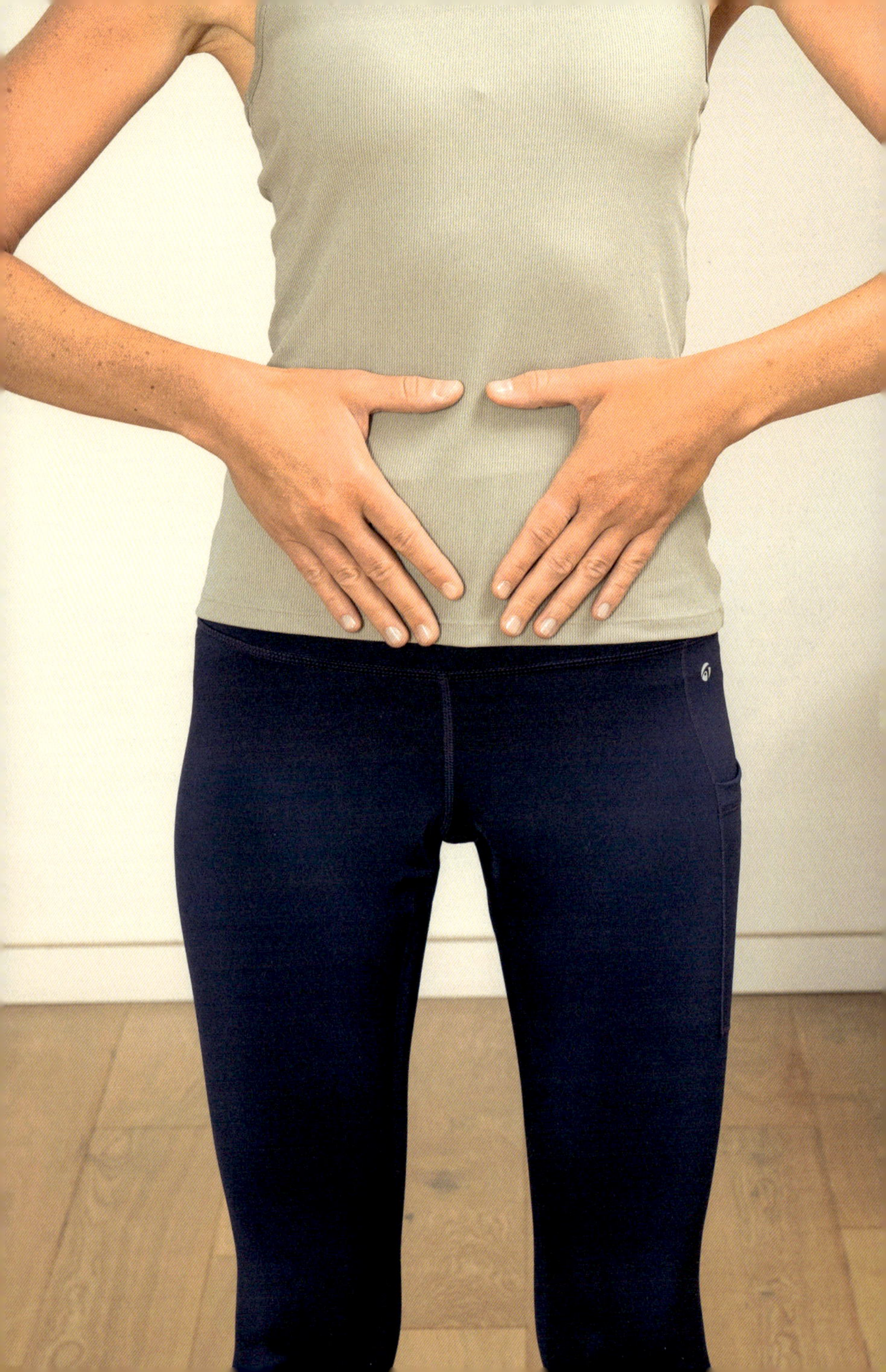

Zu guter **Letzt**

Nun hoffe ich, dass Ihnen mein Buch dabei geholfen hat, die Funktion Ihres Körpers in Bezug auf die Rektusdiastase zu verstehen, Ihren Körper besser wahrzunehmen und achtsam mit ihm umzugehen. Ich hoffe, Sie haben ein Gefühl dafür bekommen, was Ihnen guttut, was Ihnen schadet und vor allem warum das so ist. Denn nur dann sind Sie langfristig in der Lage, Ihren Erfolg auch zu halten. In diesem Buch kann ich Ihnen nur Ausschnitte meines Übungs-Repertoires geben. Mit der Auswahl der gezeigten Übungen sind Sie gut versorgt und können eigenständig Ihre ersten Erfolge erzielen. Sind Sie an einer Beratung oder Begleitung interessiert, finden Sie mich unter *www.neugeboren-ludwigsburg.de.*

Danksagung

An dieser Stelle möchte ich mich bei all denjenigen bedanken, die mich unterstützt und motiviert haben.

Ich bedanke mich bei Ramona Kapp vom Kosmos-Verlag für die unkomplizierte und harmonische Zusammenarbeit. Wie Ihr mein Wissen in so ein schönes Buch gepackt habt, ist einfach phänomenal.

Danke auch an das Fotomodel Luisa Busato und den Fotograf Holger Münch, durch deren Mitwirken mein Buch auch zu einem optischen Genuss wird.

Ich bedanke mich bei meiner Freundin Madeleine Micke, Ernährungsberaterin, für die Unterstützung, die fachlichen Informationen und Inhalte für den Ernährungsteil. Ebenso bei Klara Häring für die tollen Illustrationen.

Ebenfalls bedanken möchte ich mich bei den Frauen, die mir erlaubt haben, die Bilder ihrer Bäuche zu veröffentlichen. Auch bei allen Teilnehmerinnen meiner Kurse und bei denen, die ich persönlich begleitet habe. Durch euch konnte ich sehr viel Praxiserfahrungen sammeln.

Selbstverständlich geht ein ganz besonderer Dank an meine Liebsten zu Hause. An meinen Mann und Motivator und an meine drei wunderbaren Söhne. Ihr habt mir Zeit und Zuspruch gegeben, damit ich mich diesem Projekt widmen kann.

Weiterführende **Literatur**

Liste mit Rektusdiastase-Beraterinnen und -Therapeutinnen mit Postleitzahlensuche:
www.rektusdiastase. info

Beckenboden-Physiotherapeuten-Liste mit Postleitzahlensuche:
www.ag-ggup.de

Online Praxis für Ernährungsberatung
Ernährungsberatung bei Rektusdiastase:
www.madeleinemicke.de

Facebook-Gruppe:
Rektusdiastase- deutsche Austauschgruppe

Flächendeckendes Fitnesskonzept für junge Mütter und deren Babys. Die Trainerinnen haben Fachwissen rund um Beckenboden und Rektusdiastase:
www.fitdankbaby.com

Bildnachweis

Mit 60 Farbfotos von Holger Münch, münch lichtbildnerei, Stuttgart, muench-lichtbildnerei.com und 9 Illustrationen von Klära Häring, 11 Farbfotos von Shutterstock: S. 7 (Meeko Media), S. 17 (Studio Romantic), S. 31 (Manu Padilla), S. 36 (Gvega), S. 47 (Dulin), S. 55 (Foxys Forest Manufacture), S. 56 (Prostock-studio), S. 61 (Dragana Gordic), S. 91 (Pixel-Shot), S. 101 (Cookie Studio), S. 102 (SeventyFour) und 14 Farbfotos von Nadja Dörner (S. 18, 23, 27, 46 und 99).

Impressum

Umschlaggestaltung von bux design, Agentur für Konzeption, Gestaltung und Produktion, München, www.buxdesign.de

Unser gesamtes Programm finden Sie unter **kosmos.de/herbig**

MIX
Papier | Fördert gute Waldnutzung
FSC® C023164
www.fsc.org

Gedruckt auf chlorfrei gebleichtem Papier

ISBN 978-3-96859-045-5
Projektleitung und Redaktion: Ramona Kapp
Gestaltungskonzept: bux design, München
Gestaltung und Satz: Katrin Kleinschrot, Stuttgart
Produktion: Vanessa Frömmig
Druck und Bindung: Longo AG
Printed in Italy / Imprimé en Italie